首席专家
指导孕产
课堂系列

U0343266

孕前·妊娠·育儿

膳食营养全方案

主 编 纪向虹 张淑萍

副主编 孙秀花 王 欣 高 铀

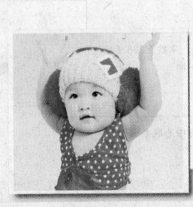
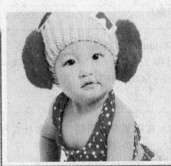
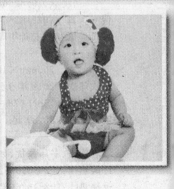

西安交通大学出版社
XI'AN JIAOTONG UNIVERSITY PRESS

图书在版编目(CIP)数据

孕前·妊娠·育儿膳食营养全方案/纪向虹,张淑萍主编. —西安：
西安交通大学出版社,2012.9
ISBN 978 - 7 - 5605 - 4073 - 3

Ⅰ.①孕… Ⅱ.①纪… ②张… Ⅲ.①妊娠期-饮食营养学 ②产褥
期-饮食营养学 ③婴幼儿-饮食营养学 Ⅳ.①R153.1 ②R153.2

中国版本图书馆 CIP 数据核字(2011)第 195792 号

书　　名	孕前·妊娠·育儿膳食营养全方案	
主　　编	纪向虹　张淑萍	
责任编辑	赵文娟　李　晶	
出版发行	西安交通大学出版社	
	(西安市兴庆南路 10 号　邮政编码 710049)	
网　　址	http://www.xjtupress.com	
电　　话	(029)82668357　82667874(发行中心)	
	(029)82668315　82669096(总编办)	
传　　真	(029)82668280	
印　　刷	西安新华印刷厂	

开　本	700mm×1000mm　1/16	印张 13.25	字数 228 千字
版次印次	2012 年 9 月第 1 版　　2012 年 9 月第 1 次印刷		
书　号	ISBN 978 - 7 - 5605 - 4073 - 3/R·187		
定　价	25.80 元		

读者购书、书店添货、如发现印装质量问题,请与本社发行中心联系、调换。
订购热线:(029)82665248　(029)82665249
投稿热线:(029)82668803　(029)82668804
读者信箱:xjtumpress@163.com

FOREWORD 前言

　　孕育是伟大母爱最集中的体现。孕育一个健康、聪明、漂亮的宝宝,是天下所有父母的心愿。医学科学告诉我们,遗传、营养、环境等诸多因素都可能影响胎儿的生长发育,虽然有些因素不是人为可以改变的,但是营养的好坏完全由你自己来掌控。

　　女性怀孕以后,由于胎儿自己无法主动摄取营养,其生长发育所需的营养素全凭母体供给,这就让孕妇一人担负起了两个人的营养供给任务。如果孕妇在孕期不能摄取充足且均衡的营养,就可能严重影响母体和胎儿的健康。特别是在胎儿脑发育的关键期,必需的营养素更是一个不能少。科学研究已证实,脑组织的发育过程大多是不可逆的,一旦成形就会伴随终生。另外,孕期营养与胎儿成年后的一些慢性疾病如糖尿病、高血压、心血管等疾病的发生密切相关。因此,保证孕妇平衡的营养,对"优生"、"优育"都是非常重要的。

　　随着生活水平的逐步提高,人们不再为温饱问题发愁了。特别是在物质极度丰富的今天,人们面对琳琅满目的食品却不知道该怎么吃了。准备怀孕或已经怀孕的准妈妈该怎么吃才更有利于宝宝的健康发育呢?本书中,我们介绍了营养与优生的相关知识、准妈妈和准爸爸需要了解的常识、孕妈妈和新妈妈的生理变化和营养需求,以指导准备怀孕和孕期的准妈妈最有效地摄取均衡的营养。同时,对怀孕过程中可能出现的一些异常现象也给出了相应的饮食指导,帮助孕产妈妈顺利度过孕产期。

　　祝愿所有的妈妈都养育出一个健康、聪明、活泼、可爱的宝宝!

作者:

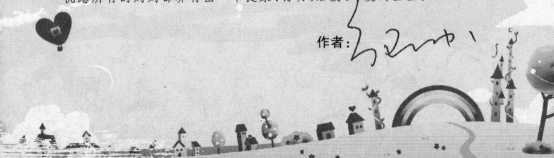

目录
Contents •••

孕前篇 YUNQIANPIAN

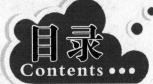

妊娠与营养的相关知识

孕前准备

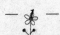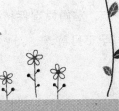

孕早期篇 YUNZAOQIPIAN 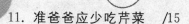 1～12周

孕1月膳食营养及饮食指导

孕4月膳食营养及饮食指导

孕5月膳食营养及饮食指导

孕6月膳食营养及饮食指导

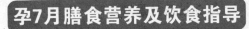
孕晚期篇 YUNWANQIPIAN　28~40周

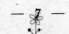

孕9月膳食营养及饮食指导

孕10月膳食营养及饮食指导

产褥期篇 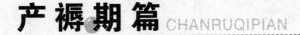 CHANRUQIPIAN

不适症状饮食指导篇 YINSHIZHIDAOPIAN

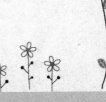

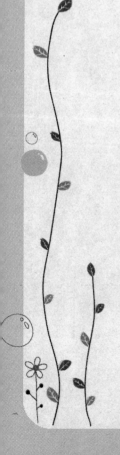

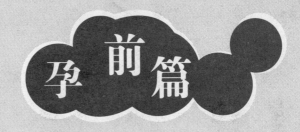

孕前篇

★ 妊娠与营养的相关知识
★ 孕前准备

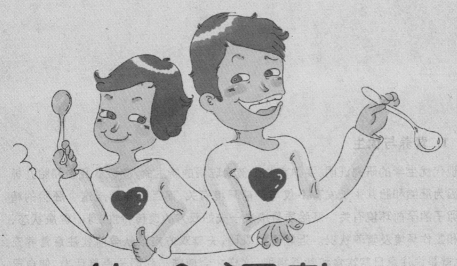

饮食调整

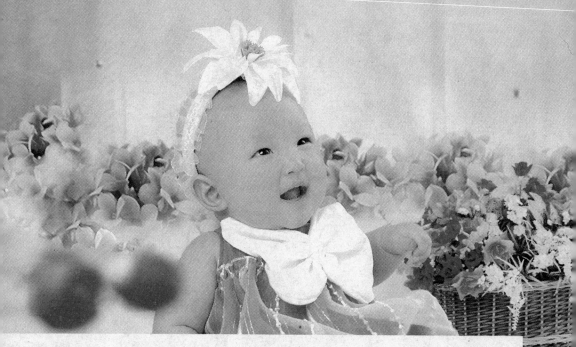

part 1 妊娠与营养的相关知识

 1. 营养与优生

　　现代优生学的研究证明:要孕育一个健康聪明的新生命,应该从胚胎和胎儿抓起。因为胚胎和胎儿生长发育不仅与产前环境有关,而且还与形成这个胚胎的精子和卵子的孕前环境有关。胚胎质量取决于夫妇双方的遗传特性、身心健康状态、生活和工作环境及营养状况。近年研究表明,夫妻双方应该从孕前就注意营养充电,也就是说注意日常饮食和营养摄取,这样才会使精子和卵子更具活力,使自己如愿以偿生育一个健康聪明的孩子。

2

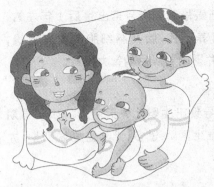

随着经济水平及受教育程度的不断提高，孕期如何进行科学合理的营养已成为准妈妈和家人们十分关心的事情。但目前存在的问题是，随着生活水平的日益提高，一方面是物质生活的极大丰富，能获得的和能负担得起的食物种类越来越多；另一方面是营养学知识的匮乏，在城市普遍流行孕妇大量进补各种营养品，人为地导致营养过剩并出现副作用。因此，掌握一些孕期营养知识是非常必要的。

孕期合理营养对保证胎儿的正常生长十分重要。孕妇的饮食不在量多，而在于均衡，保持膳食的均衡才能尽可能地获取合理的营养。准妈妈除了要满足由于生理性变化所导致的营养需求增加外，还要提供给胎儿生长所必需的营养，这是因为胎儿的生长发育完全依赖于准妈妈供给的营养。

近年来国内外研究显示，孕期营养过少或过剩都会影响下一代的健康。孕期营养与胎儿成年后的一些慢性疾病如糖尿病、高血压、心血管等疾病的发生密切相关。因此，目前孕期营养受到前所未有的关注，甚至有学者提出，慢性疾病的预防要从胎儿期开始。

2. 营养不良的危害

孕期营养不良不仅会危害自己的身体健康，导致妊娠高血压综合征、贫血、产后出血等相应妊娠并发症的发生，还会影响胎儿的发育。

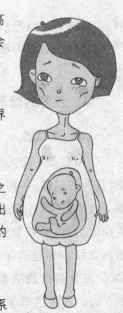

(1) 胎儿和新生儿死亡率增高

营养不良的胎儿和新生儿的生命力较差，不能经受外界环境中各种不利因素的冲击。

(2) 胎儿宫内生长受限和低出生体重

孕期营养不良是造成胎儿宫内发育迟缓的重要原因之一，特别是热量、蛋白质摄入量不足。低出生体重指新生儿出生体重＜2500克，孕期热量及蛋白质摄入量不足、妊娠贫血的孕妇产低体重儿的几率较高。

(3) 脑发育受损及智力下降

孕期蛋白质或蛋白质及热量摄入不足将影响子代神经系

统的发育。人类脑细胞的发育最旺盛时期为妊娠最后 3 个月至出生后 1 年左右，在此期间最易受母体状况的影响。孕期若营养不良，胎儿脑细胞的发育迟缓，DNA 合成速度减慢，也影响了脑细胞的增殖，并影响到以后的智力发育。

(4) 先天畸形

孕期某些营养素摄入过多或缺乏，还可能导致出生婴儿先天畸形。如孕早期缺乏叶酸，可造成胎儿神经管畸形;孕期摄入维生素 A 过多，尤其是妊娠初期，亦可导致先天畸形。

3. 营养过剩的危害

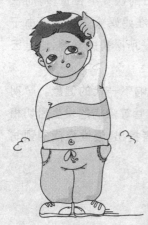

一般人认为，怀孕时多吃点，宝宝出生时胖一点，就是健康。其实这是错误的认识，营养过剩对母婴都不好。

"多吃"未必使孩子营养全面，但却非常容易让妈妈产后肥胖，并且在生产时，容易发生难产和子宫破裂的危险，这也是近几年剖宫产率上升的主要原因，另外产后也不易恢复。此外，巨大儿母亲产后大出血的概率也比较高。

我国新生儿标准体重为 3～3.3 千克，超过 4 千克即为巨大儿。近几年来，巨大儿的比率正逐年增加，其主要原因就是孕妇营养过剩。巨大儿的体质也容易发展成肥胖儿，如果不加以控制，在幼年时就会成为"小胖墩儿"，这些人进入中老年后，得糖尿病、高血压的概率要高于体重正常的孩子。

4. 必需的营养素

(1) 蛋白质

蛋白质是一切细胞和组织的物质基础，是形成脑髓、各种内脏、血液、肌肉等的重要物质，且具有促进生长发育、增强抵抗疾病能力、供给机体能量的作用。进食的蛋白质仅 20% 经消化吸收后能贮备在组织中，故进食蛋白质的数量应为所需蛋白质的 5 倍。我国营养学会提出在孕 4～6 月

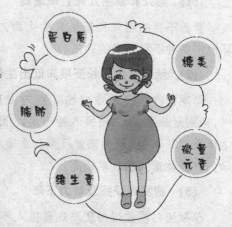

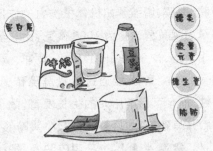

期间,孕妇每日应增加进食蛋白质 15 克,在孕 7～9 月孕妇每日应增加进食蛋白质 25 克。日常食物中的奶类、蛋类、禽畜类肉中都富含蛋白质。

孕妇若在孕期摄取蛋白质不足,除了容易造成流产外,还会造成胎儿脑细胞分化缓慢,导致脑细胞总数减少,影响以后的智力。脑细胞是在胎儿期和出生后 1 年内分化完成,为了优生必须保证孕妇的蛋白质需求。

(2) 脂肪

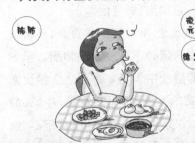

平时我们所说的脂肪实际上是脂类的一大类。脂类是脂肪和类脂的总称,是一大类具有重要生物学作用的化合物。脂肪其实就是甘油和脂肪酸结合而成的甘油三酯。脂肪的主要生理功能包括:①体内能量的主要来源和储存形式。人类膳食的总能量约有 20%～30% 由脂肪供给。当人体摄入的能量不能及时被利用或过多时,就转变为脂肪储存起来。②脂肪和类脂是机体重要的组成成分。③提供必需脂肪酸。必需脂肪酸名字的由来是因为这些脂肪酸在体内不能合成,必须从外界食物中摄取。必需脂肪酸是促进生长发育和合成前列腺素不可缺少的物质。

若孕妇缺乏脂肪,会影响免疫细胞的稳定性,导致免疫功能降低,引起食欲不振、体重不增、容易患流感和易患多种传染病。

(3) 糖类

糖类是人体热量的主要来源,对胎儿健康发育很重要。主食中的碳水化合物主要是淀粉,经淀粉酶作用,被人体吸收以糖原形式存在于肌肉和肝内,以后逐渐释放至血液中,经氧化产生热量。孕中期以后,每日进食主食 400～500 克可以满足需要。

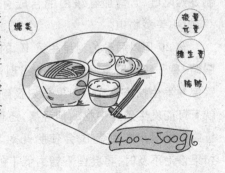

(4) 维生素

维生素是孕妇不可缺少的物质,但摄取也必须适量。

✿ 维生素 A 又称视黄醇。维生素 A 的活性用视黄醇当量表示,具有保护皮肤、黏膜、增强孕妇机体抵抗力的作用。我国推荐每日膳食中维生素 A 的供给量，孕妇视黄醇当量为 1000 微克，比非孕妇多 200 微克。维生素 A 存在于菠菜、南瓜、胡萝卜、番茄、鱼肝油、牛奶、黄油、蛋黄、海鳗鱼等食物中。

维生素 A 能通过胎盘屏障传递给胎儿，大剂量的维生素 A 不但对母体有毒性，而且可影响胎儿的生长发育，故也不易食用过量。若孕妇体内缺乏维生素 A，胎儿有致畸(如唇裂、腭裂、小头畸形等)可能。

❋ 维生素 B_1　又叫硫胺素，是一种水溶性维生素。对机体能量代谢、维持正常的胃肠蠕动和肌肉紧张有重要的作用。孕妇每日推荐膳食中为 1.8 毫克，全麦面包、薯类、牛、猪、鸡的肝脏、蛋黄、大豆、花生、芦笋等食物中富含维生素 B_1。维生素 B_1 遇碱即失效，所以在煮粥时不要加碱，以免其被破坏。

当身体缺乏维生素 B_1 时，热量代谢不完全，会产生丙酮酸等酸性物质，进而损伤大脑、神经、心脏等器官，由此出现一系列的症状，总称为"脚气病"。

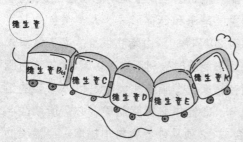

❋ 维生素 B_2　又称核黄素，是机体生存和发育运转不可缺少的物质。孕妇每日推荐膳食中为 1.8 毫克。含维生素 B_2 较丰富的食物有鸡蛋、香蕉、牛奶、酵母、猪肉、牛肉、芹菜、蔬菜叶、黄豌豆、鱼肉、腊肉、猪牛肝脏等。酒精会阻碍维生素 B_2 的吸收，因此孕妇不宜饮酒。

孕妇体内维生素 B_2 不足会导致物质代谢紊乱，引起或促发早孕反应。还会出现口角炎、舌炎、脂溢性皮炎等。

❋ 维生素 B_6　是一种水溶性维生素，对脂肪、蛋白质代谢起着重要作用，可抑制妊娠呕吐，且与血红蛋白的合成有关。维生素 B_6 存在于猪肉、牛肉、鱼、蛋、大豆、蛤蜊等食物中。

孕 20 周以后孕妇对维生素 B_6 的需要量增加。孕妇缺乏维生素 B_6 时，表现为眼睛、鼻子和嘴巴周围的皮肤上出现油脂、鳞屑，严重会出现精神神经症状。所生宝宝易发生抽搐等症。如果孕妇服用维生素 B_6 的剂量高于正常需要量的 100 倍，就有可能发生感觉中枢的神经痛，还可使胎儿发生肢体缩短的畸形。此外，孕妇过量或长期服用维生素 B_6 会使胎儿对其产生依赖性，称之为"维生素 B_6 依赖症"。如果诊治不及时，将会留下智力低下的后遗症。我国每日推荐剂量为 1.9 毫克。

❋ 维生素 B_{12}　在植物性食物中含量很少，主要存在于动物性食物中，很难直接被人体吸收，与钙结合有利于其吸收利用。具有促进红细胞生成、维护神经系统健康、促进儿童生长发育、增进食欲等作用，对预防巨幼红细胞贫血有重要作用。

主要存在于动物肝、肾和肉类食物中。

建议每日摄入维生素 B_{12} 2.6μg。孕妇缺乏维生素 B_{12} 易发生贫血，还会引起恶心、食欲不振等症状。

✿ 维生素C　又称抗坏血酸，为形成骨骼、牙齿、结缔组织及一切非上皮组织间黏结物所必需。另外，维生素C有助于铁的吸收。推荐孕妇每日膳食中维生素C的供给量为 80 毫克，比非孕妇多 20 毫克。柠檬、柑橘、橙子、青椒、菜花、白菜等食物含有丰富的维生素C。建议口服维生素C 200 毫克，每日 3 次，并多吃蔬菜和水果。

孕妇维生素C不足，会影响胎儿的正常发育，导致早产、流产、胎膜早破。

✿ 维生素D　能促进体内钙的吸收及其在骨髓中的沉积。维生素D主要来源于动物肝脏、鱼肝油和蛋黄，还可多晒太阳。人体每日维生素D的需要量为 10 微克，成年人每日经日光中紫外线照射即可合成足够的维生素D，但孕妇需要适量补充维生素D。

维生素D缺乏可引起胎儿骨骼软化症、佝偻病等。孕期过量摄入维生素D也可引起中毒，婴儿可出现动脉硬化、精神障碍和尿酸中毒。另外，维生素D过量可能与特发性婴儿高钙血症有关，还会引起婴儿的智力和生长发育异常。

✿ 维生素E　具有维持生殖系统正常功能的作用。维生素E存在于莴苣、蛋黄、花生、芝麻、花生油等食物中。

一般较少出现维生素E缺乏。孕妇过量服用维生素E可造成新生儿腹痛、腹泻和乏力。孕妇每日膳食维生素E的推荐摄入量为 14 毫克。

✿ 维生素K　具有促进凝血的作用，主要存在于酱油、豆酱、番茄、鸡蛋、动物肝脏、鱼肉、胡萝卜、米糠等食物中。如果缺乏维生素K，在分娩过程中易出现流血不止。新生儿极易缺乏维生素K，因此孕妈妈应该及时补充。

(5) 微量元素

微量元素只占人体的万分之五，似乎微不足道，然而它们与人体的健康有重要的关系。

✿ 钙　于孕期需增加贮存 30 克，主要供应胎儿骨骼、牙齿的发育。我国营养学会建议自孕 16 周起每日摄入钙 1000 毫克，于孕晚期增至 1500 毫克。牛奶和奶制品中含有较多的钙且容易被吸收，建议孕妇多饮用牛奶及奶制品。还可通过口服钙片和维生素D来补充。

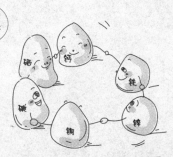

❀ 铁　铁是造血原料,也是许多酶的组成部分。胎儿通过胎盘的转运作用从母亲血浆中摄取铁,摄入不足就会发生缺铁性贫血。孕妇在孕期和分娩期共需铁约 1 克。我国营养学会建议孕妇每日膳食中铁的供给量为 28 毫克,比非孕妇增多 10 毫克。因铁很难从膳食中得到补充,故主张孕妇自孕 4～5 月开始口服硫酸亚铁或富马酸亚铁 0.2 克,每日 1 次。含铁丰富的食物有牛、鸡、猪的肝脏、蛋黄、大豆、菠菜等。

❀ 锌　是蛋白质和酶的组成部分,参与蛋白质积累,对胎儿生长发育很重要。孕后期缺乏可引起胎儿生长发育迟缓、胎死宫内、畸形等。妊娠期锌的总需求量增至 375 毫克,推荐孕妇每日从饮食中补锌 20 毫克。锌多存在于牡蛎、肉类肝脏蛋类等食物中。若孕妇血锌低于 $7.7 \mu mol/L$(正常为 $7.7～23 \mu mol/L$),则为胎儿在宫内缺锌的危险指标,需迅速补锌的标准。

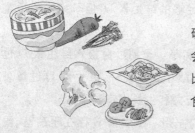

❀ 碘　孕期碘的需要量增加,若孕妇膳食中碘的供给量不足,可发生甲状腺肿。我国营养学会推荐孕妇每日膳食中碘的供给量为 175 微克,比非孕妇多 25 微克,提倡在整个孕期必须用含碘食盐。

❀ 硒　参加谷胱甘肽过氧化物酶的组成,起抗氧化作用;对机体的生长发育、增强机体抵抗力有重要作用。多存在于海鲜、肝、肾、肉类和谷类中。

❀ 铜　维持正常的生血功能;维护中枢神经系统的健康;保护机体细胞免受过氧化物的毒害。缺铜可引起胃肠道症状,吐、泻或食欲不振,对胎儿可致先天性畸形。含铜丰富的食物有动物肝、肾、蛋黄、豆类及牡蛎、粗杂粮等。

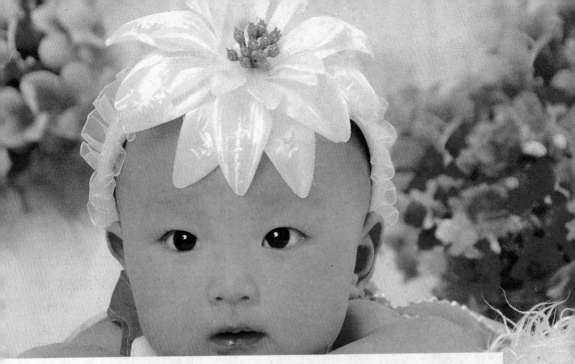

part 2　孕前准备

1. 做好生育计划，提前饮食调整

做好生育计划是构筑幸福家庭的重要条件之一，生育计划应在结婚后尽早确定。如果决定要孩子，就要考虑家庭的经济条件、怀孕的月份、生育的季节、双方的身体和心理状况、生育的年龄等。计划确定后，至少要在怀孕前 3 个月开始进行饮食调整。饮食与生育能力密切相关。坚持均衡饮食，不仅能提高孕育宝宝的概率，而且还能提高孕育健康宝宝的概率。

2. 孕前营养重要性

应该说,孕前营养对于生殖细胞(即精子和卵子)的质量、母体孕期营养储备以及胎儿的发育都起着非常重要的作用。

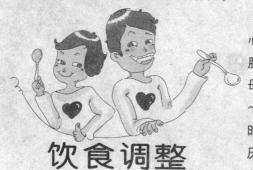

饮食调整

妊娠期前 3 个月,是胎儿的器官,如心、肝、胃、肠和肾等分化的时期,同时大脑也在急剧发育,这一期间胎儿必须从母体获得充足的营养。然而,怀孕后 1~3 个月正是孕妇容易发生妊娠反应的时候,会有半数的孕妇出现恶心、呕吐、厌食等反应,从而影响营养的摄取。因此在妊娠早期,胎儿的营养来源很大程度依靠孕妇体内的储备,即孕前营养。

大量的调查资料表明,新生儿的健康状况与母亲的孕前营养状况有显著关联,孕前营养好的孕妇所生的新生儿健康状况较好、抵抗力强、患病率较低。国外还有报告说,孕前营养状况的好坏,对儿童学龄期的智力发育也会产生影响。

3. 孕前膳食原则

(1) 平衡膳食

首先,孕前的营养供给应参照平衡膳食的原则,饮食要多种多样,不偏食,不忌嘴,什么都吃,养成良好的饮食习惯,这样就可以保证摄入足够的能量、优质蛋白质、脂肪、多种维生素和微量元素。具体地说,建议夫妻双方每天摄入肉类 150~200 克、鸡蛋 1~2 个、豆制品 50~150 克、蔬菜 500 克、水果 100~150 克、主食 400~600 克、植物油 40~50 克、坚果类食物 20~50 克、牛奶 500 毫升。

(2) 减少污染

其次,应避免各种食物污染。在日常生活中尤其应当重视饮食卫生,防止食物污染。双方都应注意选用新鲜、无污染的蔬菜、瓜果及野菜,特别是可在餐桌上多上一些野菜和野生食用菌;水果应去皮后再食用,以避免农药污染;避免食用含食品添加剂、色素、防腐剂的食物;在家庭炊

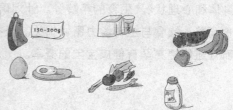

具中应尽量使用铁锅或不锈钢炊具,避免使用铝制品及彩色搪瓷制品,以防止铝元素、铅元素对人体细胞的伤害,从而让体内产生高质量的精子和卵子,以形成优良的胚胎。

(3) 改变不良习惯

最后,夫妻双方改变不良的生活习惯也非常重要。戒烟戒酒,香烟中含有的毒素可以直接破坏卵巢中的卵子——香烟对你的生育能力绝对有不可低估的杀伤力。孕前3月就应戒烟戒酒。还要尽量饮用白开水,少饮用可乐、咖啡及含酒精的饮料。

4. 如何计算体重指数

体重指数是目前比较常用的用来判断胖瘦的数据。它是通过人的身高和体重的比例来估算一个人标准体重的一种方法。

$$体重指数 = 体重(kg)/身高(cm)^2$$

亚太地区成人标准的体重范围在18.5~25.9之间。低于20,提示体重不足,高于25提示体重超重。

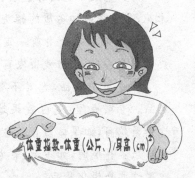

5. 孕前体重指数不正常怎么办

越来越多的研究发现,孕前体重适宜的女性生出的孩子会更健康。

体重过低的女性提示营养状况欠佳,在达到正常体重之前最好不要怀孕。因为体重过低会影响你的生育能力,如果已经怀孕了,那么你的宝宝更可能会出现体重低、个头小的情况。最好进行饮食调整,要循序渐进,不可急于求成,孕前营养达到较佳状态即可。

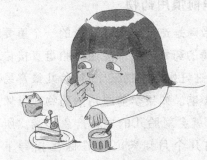

体重过高的女性容易患多囊卵巢综合征,影响生育能力,并且孕期易患高血压、妊高征等并发症,胎儿容易发生巨大儿。最好是坚持正常、营养均衡的饮食,不需要过多的增加营养,不吃甜饼、蛋糕、糖果和冰激凌等甜食,进行有计划的运动锻炼。

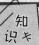

6. 孕前注意排铅

铅毒是宝宝健康的头号杀手,对宝宝智力发育、体格生长、学习记忆能力和感觉功能都会产生不利影响。为保证优生优育,准备怀孕的准妈妈们,在怀孕前3个月就应做排铅工作。

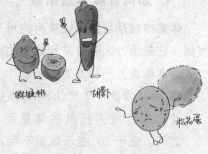

准妈妈排铅小常识

1)多吃促进排铅的食物:如猕猴桃、胡萝卜、虾皮、牛奶、木耳、绿豆、蒜素、绿茶、动物肝脏等。

2)少吃或不吃高铅饮食:如松花蛋、爆米花、彩色糖果和劣质的罐头饮料等。

3)蔬菜水果食用前一定要洗净,能去皮的尽量去皮,以防残留农药中的铅。

4)少用护肤品,尤其不要用美白类化妆品。专家提醒:美白效果越好的化妆品含铅量越高,如果体内含铅量多,必然造成宝宝患各种疾病,如多动、智力底下、贫血等。所以,准备怀孕的妈妈们最好少用这些含铅化妆品。

5)最好不要去空气污染严重的公共场所,尤其不要在交通繁忙区和工业生产区逗留。

6)孕前不要住在新装修的房子里。室内少用煤炉。不吸香烟和远离二手烟。别用含铅涂料及油漆粉刷装修房子。

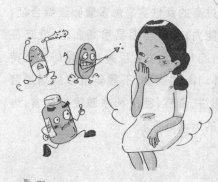

7. 孕前慎用药物

药物致畸是造成先天性畸形的一个重要原因。致畸的药物一般都能通过胎盘直接传给胎儿,而在妊娠最初的三个月,胎儿最容易受药物的影响。如果孕前服用的药物在母体内有蓄积,就会对胎儿的发育产生影响。所以,怀孕前几个月用药必须在医生指导下进行。

对于长时间服用避孕药的女性,为慎重起见,应在停药 6 个月后方可受孕。

8. 提前服用叶酸

叶酸是一种重要的 B 族维生素,有预防神经管畸形、脊柱裂的作用,也是胎儿大脑神经发育必需的一种物质原料。叶酸直接影响核酸的合成及谷氨酸的代谢,对细胞分裂、增殖和各种组织的生长具有重要的作用。

专家建议从计划怀孕起就要补充叶酸,每天的剂量为 0.8 毫克,服用至怀孕后 3 个月。以前推荐剂量是每天 0.4 毫克,美国医生通过研究证实,每日补充 0.4 毫克的叶酸不能显著降低胎儿神经管畸形的发生率,而每日补充 0.8 毫克叶酸则可以,而且这个剂量对孕妇是安全的。孕妇如果在怀孕前长期服用避孕药、抗惊厥药等,可能会干扰叶酸等维生素的代谢,因此,计划怀孕的女性最好在孕前 6 个月停止用药,并补充叶酸等维生素。

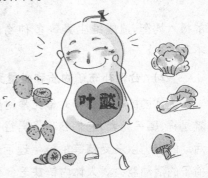

含叶酸的食物很多,但由于叶酸遇光、遇热就不稳定,容易失去活性,所以人体真正能从食物中获得的叶酸并不多。富含叶酸的蔬菜有莴苣、菠菜、番茄、胡萝卜、青菜、龙须菜、花椰菜、油菜、小白菜、扁豆、豆荚、蘑菇等;新鲜水果有猕猴桃、橘子、草莓、樱桃、香蕉、柠檬、桃子、李、杏、杨梅、海棠、酸枣、山楂、石榴、葡萄、草莓、梨、胡桃等;动物性食品有动物的肝脏、肾脏、禽肉及蛋类,如猪肝、鸡肉、牛肉、羊肉等;豆类、坚果类食品有黄豆、豆制品、核桃、腰果、栗子、杏仁、松子等;谷物类有大麦、米糠、小麦胚芽、糙米等。

> **健康孕育小提醒**
>
> 猕猴桃中含有大量叶酸,有"天然叶酸大户"的美誉,孕妇常吃猕猴桃,有助于防治胎儿各类缺陷和先天性心脏病。

9. 准爸爸孕前饮食原则

准爸爸也要重视孕前营养,合理选择食物和良好的饮食习惯对想当爸爸的男士百利而无一害。

(1) 要保证充足的优质蛋白质

蛋白质是细胞的重要组成部分,也是生成精子的重要原材料,合理补充富含优

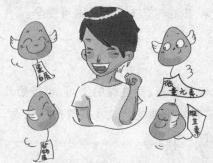

质蛋白质的食物,有益于协调男性内分泌机能以及提高精子的数量和质量。

富含优质蛋白质的食物:深海鱼虾、牡蛎、大豆、瘦肉、鸡蛋等。海产品不仅污染程度低,还含有促进大脑发育和增进体质的锌、钙等营养元素,对准爸爸十分有益,但不能超量摄入。因为蛋白质物质摄入过量容易破坏体内营养的摄入均衡,造成维生素等多种物质的摄入不足,并造成酸性体质,对受孕十分不利。

(2) 合理补充矿物质和微量元素

人体内的矿物质和微量元素对男性生育能力具有同样重要的影响。最常见的就是锌、硒等元素,它们参与了男性睾丸素的合成和运载活动,同时帮助提高精子活动的能力以及受精等生殖生理活动。锌在体内可以调整免疫系统的功能,改善精子的活动能力。人体内锌缺乏会引起精子数量减少,畸形精子数量增加,以及性功能和生殖功能减退,甚至不育。缺硒会减少精子活动所需的能量来源,使精子的活动力下降。

含锌较高的食物有:贝壳类海产品、动物内脏、谷类胚芽、芝麻、虾等。

含硒较高的食物有:海带、墨鱼、虾、紫菜等。

(3) 适量补充维生素

有的男士对水果蔬菜不屑一顾,认为那是女孩子的减肥食物,却不了解水果蔬菜中含有的大量维生素是男性生殖生理活动所必需的。一些含有高维生素的食物,对提高精子的成活质量有很大的帮助。如维生素 A 和维生素 E 都有延缓衰老、减慢性功能衰退的作用,还对精子的生成、提高精子的活性具有良好效果。缺乏这些维生素,常可造成精子生成的障碍。男性如果长期缺乏蔬果当中的各类维生素,就可能有碍性腺正常的发育和精子的生成,从而使精子减少或影响精子的正常活动能力,甚至导致不孕。

10. 准爸爸孕前也需要补充叶酸

一直以来大家都认为准妈妈补充叶酸就可以了,其实准爸爸也不能忽略叶酸的补充。叶酸本身就是人体必需的营养素,准备怀孕的妈妈对叶酸需求量大,而对准爸爸来说,叶酸是提高精子质量的重要物质,当叶酸在男性体内呈现不足时,精液的浓度及精子活动能力下降,会使得受孕机会减少。

现在美国农业部已经推荐每日膳食标准必须保证成年男性每天摄入 0.4 毫克的叶酸。

11. 准爸爸应少吃芹菜

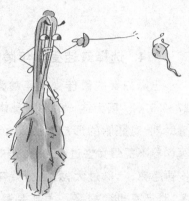

长期以来,民间流传着芹菜能"助性",提高男性性功能的说法,事实上,这种说法不科学的。芹菜不但不能"助性",而且多吃还会杀伤精子。男性多吃芹菜会抑制睾酮的生成,从而有杀精作用,会减少精子的数量。国外有医生经过实验发现,健康良好、有生育能力的年轻男性连续多日食用芹菜后,精子量会明显减少甚至到难以受孕的程度,这种情况在停菜后几个月又会恢复正常。

12. 准爸爸要戒掉坏习惯

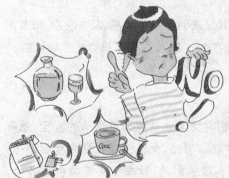

男性吸烟可使精子数目减少、活动减弱。香烟中的焦油有抗雌激素作用,可能影响受孕。尼古丁有降低性激素分泌和杀伤精子的作用,它会影响生殖细胞和胚胎的发育,造成胎宝宝畸形。较多的酒精能够影响精子和卵子的质量,酒精中毒的卵细胞可与精子结合形成畸形胎儿。而如果男性长期大量饮酒会发生性功能障碍,也会使70%的精子发育不全或游动能力差,不利于胎宝宝的发育,甚至造成生出低体重儿和畸形儿。为了下一代的健康出生,应在准备怀孕前半年戒烟禁酒,减少人工甜味佐料、咖啡因的摄入量。

13. 准爸妈要多吃抗辐射的食物

在工作和日常生活中,各种电器产生的辐射比比皆是。电磁辐射确实可能影响人的生殖系统,但主要表现为男子精子质量降低,因为男性生殖细胞和精子对电

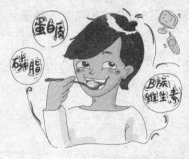

磁辐射更为敏感。因此,男性应尽量减少与电磁波太频繁密集的接触,而且接触时也要保持安全距离,一般是半米以上。当然,这些危害也会殃及到准妈妈和小宝宝。

故准爸妈要多食用富含优质蛋白质、磷脂以及 B 族维生素的食物,以增强抗辐射的能力,保护生殖器官的功能。

14. 选择最佳受孕年龄

已婚妇女的最佳受孕年龄为 23～30 岁,男子 27～35 岁。因为这一时期是身体最健壮,精力最旺盛时期,对胚胎的形成及胎儿生长发育非常有利。医学界不提倡女性过晚生育,一般女性不宜超过 30 岁再生育,年龄过大,妊娠分娩中并发症的机会增多,难产率也会增高。尤其要避免 35 岁以后再怀孕,因为卵巢功能在 35 岁以后逐渐趋向衰退,卵子中的染色体畸变的机会增多,容易造成流产,死胎和畸胎。

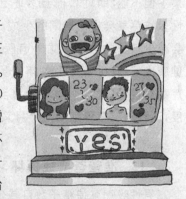

有调查显示,儿童中智力和体质最好者,其父亲的生育年龄在 28 岁左右,母亲的生育年龄为 25 岁左右,可以说,生育年龄选择在 25～28 岁左右是符合优生观点的。

15. 选择最佳的受孕季节

打算要宝宝的夫妇,建议选择在夏末秋初时受孕。夏秋季节受孕的宝宝,患脊柱裂和无脑儿畸形的机会明显少于冬春受孕者。另外,女性选择在夏末秋初怀孕,那么早孕反应阶段正值秋季,避开了盛夏对食欲的影响;秋季蔬菜瓜果供应齐全,

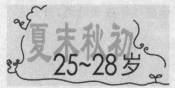

容易调节食欲,增加营养。当进入易感风疹流感等疾病的冬季时,妊娠已达中期,对胎儿的器官发育的影响已大大减少,足月分娩时,正是气候宜人的春末夏初,这样的季节有利于新生儿对外界环境的适应,

从而能更好地生长发育。

当然,在实际生活中,究竟何时怀孕最为理想,还应该从男女双方的健康情况和学习工作负担等因素全盘考虑。

春、夏、冬季为什么不是最佳受孕季节

春季、冬季受孕,精子尾部缺损出现频率最高,尾部缺陷的精子活动性差,难以接触到卵子使其受精。冬季也是流感的好发季节,孕妈妈一旦生病,那宝宝的健康也就受到影响。夏季炎热的天气,可以导致不成熟精子的比例要高于其他季节,因此也不是最佳的受孕季节。

 16. 孕前需要做哪些检查

孕前检查是很重要很必要的,每个人在怀孕之前最好都做好孕前检查,看看你的目前身体状况是否适合妊娠。如果怀孕后才发现自己感染了某些疾病,那么你很可能会面临一些痛苦的选择:是终止妊娠?还是冒险继续怀孕?其实这些完全可以靠孕前检查来避免。

(1) 生殖系统

检查内容:通过妇科检查及B超检查,可发现生殖系统有无畸形及肿瘤。白带检查可筛查滴虫、霉菌、支原体、衣原体感染、阴道炎症,以及淋病、梅毒等性传播性疾病。

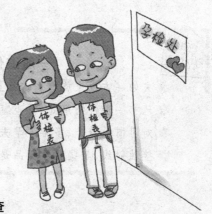

检查目的:是否有妇科疾病,如患有性传播疾病,最好先彻底治疗,然后再怀孕,否则会引起流产、早产等危险。

(2) 乙肝五项、丙肝和梅毒、艾滋病检查

检查目的:如果母亲是肝炎患者,怀孕后会造成胎儿早产等后果,肝炎病毒还可直接通过胎盘传播给孩子,最好治疗后再怀孕。新生儿出生后,可以通过注射乙肝疫苗和高效免疫球蛋白来阻断乙肝对新生儿的传播。高效免疫球蛋白最好在出生后6小时注射。如果发现一方感染了梅毒、艾滋病,必须暂缓怀孕,先进行系统治疗。同时应对配偶也进行检查治疗,彻底治愈后在医生指导下决定怀孕时间。

(3) 尿常规

检查目的:有助于肾脏疾患的早期诊断,10个月的孕期对母亲的肾脏系统是

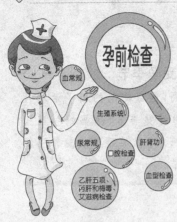

一个巨大的考验,身体的代谢增加,会使肾脏的负担加重。

(4) 口腔检查

检查目的:如果孕期牙齿痛起来了,考虑到治疗用药对胎儿的影响,治疗会很棘手,所以口腔有问题要提前治疗。

(5) 血常规

检查目的:有无贫血及相关的血液疾病。

(6) 肝肾功

检查目的:检查肝肾功能有无异常。

(7) 血型检查

检查目的:如果妻子是O型血,而丈夫是O型以外的血型,胎儿容易发生母儿血型不合。

一般遗传咨询问题有:

❀ 夫妇一方或家族有遗传病或先天畸形,他们的后代发病机会有多大。

❀ 已有一遗传病患儿,再生育时是否会再生同样患儿。

❀ 对习惯性流产、多年不孕夫妇是否能够生育。

❀ 接触射线、某些化学药品是否引起畸形。

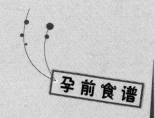

清炒猪血

原料 猪血 500 克,青蒜段适量。

调料 姜片 5 克,植物油、料酒、盐各适量。

做法 (1)将猪血洗净,切成大块,放入沸锅水中焯一下,捞出沥干水分,切小块;姜洗净,切丝。

(2)锅内放油,烧至七成热,下猪血、青蒜段及料酒、姜片、盐翻炒至熟即可。

功效解析 传统医学认为,父精母血是胎儿孕育的基础,所以在怀孕前,女方一定要多吃些能够补血的食物和菜肴。中医学认为吃猪血可补充人体之阴血。

牛肉萝卜汤

原料 牛肉 150 克,白萝卜 200 克,香菜末 10 克。

调料 姜末 1 勺,小苏打、淀粉、盐、鸡精、香油各适量。

做法 (1)将牛肉洗净,切成薄片,放入碗中,加小苏打,少许盐,姜末和淀粉拌均匀,使之入味;白萝卜洗净,切成薄片。

(2)用大火将水烧开,放入白萝卜片煮开,煮至白萝卜透明后下牛肉片搅散再开锅即关火,加盐、香油和鸡精调味,撒入香菜末即可。

功效解析 白萝卜含有粗纤维,具有促进消化、增强食欲、加快胃肠蠕动和止咳化痰的作用。牛肉含有丰富蛋白质、矿物质和维生素 B 族(包括烟酸、维生素 B_1 和核黄素)。牛肉蛋白质所含的人体必需氨基酸很多,所以它的营养价值很高。牛肉还是人体每天所需铁质的最佳来源。孕前准妈妈吃牛肉有健脾益肾、补气养血和强筋健骨等功效。

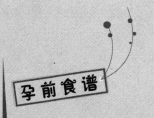

香菇烧菜花

原料　菜花 300 克,水发香菇或鲜香菇 100 克,葱末、姜末、蒜末各适量。

调料　料酒 1 小匙、盐适量、鸡精少许。

做法　(1)将菜花洗净,瓣成小朵,放入沸水锅内焯 3 分钟,捞出投入凉水中过凉,再沥净水;香菇去蒂,洗净,切成片。

(2)油锅烧热,先爆香葱末、姜末、蒜末,再下菜花煸炒。

(3)把香菇放入一起炒,加入盐、料酒、鸡精,并加入少量泡香菇的原汤,一起炒熟即可。

功效解析　香菇味甘性平,不温不燥,不寒不凉,是老少皆宜的健身补品。香菇中富含多种蛋白质、维生素 B_1 及维生素 PP。维生素 B_1 又称硫胺素,它参与糖氧化中的辅酶合成,为机体充分利用糖类所必需,并能增进食欲。同时,香菇中还含有钙、铁及核黄素等,它可补充多种微量元素及维生素。

虾籽烧豆腐

原料　豆腐 250 克。

辅配料　虾籽 20 克,鸡蛋 100 克,小麦面粉 30 克。

调料　盐 5 克,味精 1 克,料酒 10 克,香油 5 克,植物油 45 克,大葱 5 克,姜 3 克。

做法　(1)将豆腐切成长方片,摆在盘中,用盐、料酒腌制。

(2)将鸡蛋在另一碗中搅匀。

(3)将炒锅放在旺火上,倒入油烧至四五成热时,把豆腐片两面粘上干面粉,再粘上蛋液,逐片入油中炸成浅黄色。

(4)锅内放底油,用旺火烧至八成热时下入葱姜末、虾籽、盐、料酒,再下入炸好的豆腐片。

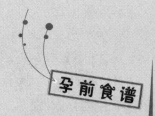

（5）汤烧开后放味精,用微火烧至汤汁收干,淋上芝麻油盛入盘中即成。

功效解析 豆腐及豆腐制品的蛋白质含量丰富,而且豆腐蛋白属完全蛋白,不仅含有人体必需的八种氨基酸,而且比例也接近人体需要,营养价值较高;豆腐内含植物雌激素,能保护血管内皮细胞不被氧化破坏,常食可减轻血管系统的破坏,预防骨质疏松、乳腺癌和前列腺癌的发生。

双耳牡蛎汤

原料 水发木耳、牡蛎各 100 克,水发银耳 50 克。

调料 料酒 10 克,葱姜汁 20 克,精盐 3 克,鸡精 2 克,醋 1 克,胡椒粉 0.5 克,高汤 500 克。

做法 （1）将木耳、银耳撕成小块。

（2）牡蛎下入沸水锅中焯一下,焯至刚熟立刻捞出,以保证其鲜嫩的口感。

（3）另将锅内加高汤烧热,下入木耳、银耳、料酒、葱姜汁、鸡精煮约 15 分钟。木耳、银耳煮至软糯。

（4）下入焯好的牡蛎,加入精盐、醋煮熟,加入胡椒粉调匀,出锅装碗即成。

功效解析 木耳、银耳均富含钙、铁,是补钙、补铁的佳品;牡蛎营养丰富,特别是锌的含量非常丰富,为其他食物之冠,也是补钙的最好食品之一。三者组合同烹成菜,可谓补锌、钙、铁的一款美味汤菜。

猕猴桃香蕉汁

原料 猕猴桃 2 个、香蕉 1 根、蜂蜜少许。

做法 （1）将猕猴桃和香蕉去皮,切成块。

（2）把猕猴桃和香蕉分别放入榨汁机中,加入凉开水搅打,倒出。

（3）加入少许蜂蜜调匀即可饮用。

功效解析 猕猴桃含有人体所需的 17 种氨基酸及果胶、鞣酸、柠檬酸和类黄酮物质,含有的维生素 C 和硒的含量更为丰富,是果中之王。猕猴桃还含有对人体有益的可溶性膳食纤维,它不仅能降低胆固醇;促进心脏健康,还可以帮助消化,防止便秘,快速清除并预防体内有害代谢物的堆积。但猕猴桃性寒凉,脾胃功能较弱的人不宜多食。另外,食用猕猴桃后不要马上喝牛奶或食用乳制品。

香菇糯米饭

原料 糯米 400 克,猪里脊肉 100 克,鲜香菇 4 朵。

辅配料 紫菜、生姜、料酒、盐、虾米、香油、酱油。

做法 （1）糯米淘洗干净,浸泡一晚后,控干水分,上笼蒸约 40 分钟。

（2）紫菜和虾米泡软,并将紫菜切成细末,香菇去蒂切丝,姜切成细末,猪肉切丝。

（3）锅内放油烧热,放姜和肉丝炒散,放入虾米、香菇和紫菜,炒出香味后,用料酒、酱油、盐调味,最后放入糯米炒匀即可。

功效解析 香菇营养丰富,味道鲜美,有"蘑菇皇后"的美称,含有七种人体必需的氨基酸。益气健脾,补中养元,有很强的促进血液循环和蛋白质合成的功效,为孕前进补佳品。

孕早期篇

（1~12周）

★ 孕1月膳食营养及饮食指导
★ 孕2月膳食营养及饮食指导
★ 孕3月膳食营养及饮食指导

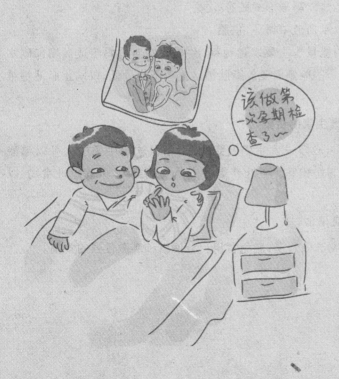

孕早期营养原则

孕早期的膳食营养强调营养全面、合理搭配、避免营养不良或过剩。

(1) 合理全面的营养

应保证饮食提供胚胎各器官发育需要的各种营养素,同时还应考虑早孕反应的特点,要适合孕妇的口味。

(2) 保证优质蛋白质的供应

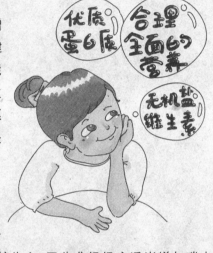

孕早期胚胎的生长发育及母体组织的增大均需要蛋白质。孕早期是胚胎发育的关键时期,此时蛋白质、氨基酸缺乏或供给不足能引起胎儿生长缓慢,甚至造成畸形。蛋白质主要靠动物性食品来进行补充。如果孕妇不愿吃动物性食物,可以补充奶类、蛋类、豆类、坚果类食物。

(3) 适当增加热量的摄入

胎盘需要将一部分能量以糖原形式贮存,随后以葡萄糖的形式释放到血液中循环,供胎儿使用。胎儿能够利用的能量也主要以葡萄糖为主,因此准妈妈应适当增加碳水化合物的摄入量,保证胎儿的能量需要。脂肪摄入量也不能过低,以防止脂溶性维生素不能被吸收。

(4) 确保无机盐、维生素的供给

为了补充足够的钙质,应多进食牛奶及奶制品,不喜欢喝牛奶的人可以喝酸奶、吃奶酪或喝不含乳糖的奶粉等。呕吐严重者应多食蔬菜、水果等碱性食物,以防止发生酸中毒。

(5) 少食多餐,饮食清淡

应注意少量多餐,食物烹调清淡,避免食用过分油腻和刺激性强的食物。

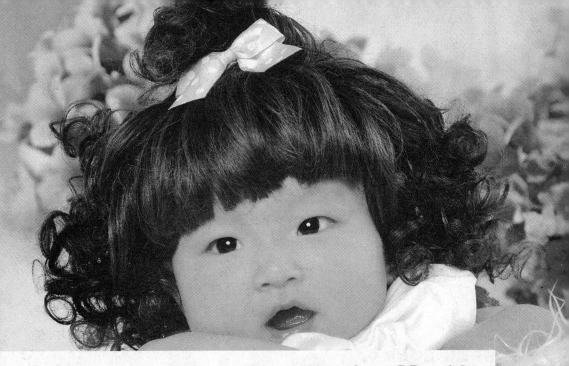

part 1 孕1月膳食营养及饮食指导

1. 如何确定已怀孕

当精子和卵子结合成受精卵后,准妈妈体内将发生一系列的细微变化。随着这些变化,会出现许多症状和迹象,根据这些迹象和相关检查就可以判断是否受孕。

最早表现出来的迹象:

❀ 闭经 月经停止来潮,是怀孕的最重要迹象。如果准妈妈月经周期一直很有规律,没有采取可靠的避孕措施,不存在生活环境的骤变、情绪剧烈的波动和过度劳累等情况,若月经过时不来,尤其是过期 10 天以上,怀孕的可能性极大。

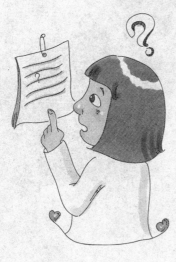

✿ **乳房变化** 在雌激素和孕激素的共同刺激下,乳房逐渐长大,乳头和乳晕部颜色加深,乳头周围有深褐色结节等现象。此时准妈妈会觉得乳房胀痛、逐渐增大,乳头感到刺痛。

✿ **尿频** 由于怀孕后子宫增大,压迫刺激膀胱,而频频产生要小便的感觉。

✿ **早孕反应** 一般在停经 40 天左右,大部分孕妇都会出现恶心呕吐的现象,尤其早晨空腹时更为明显。多数人会有食欲不振、消化不良等症状,有些孕妇还会突然特别厌恶某种气味,觉得不可忍受,有些则表现出对某种食物的特别偏爱,如喜欢酸辣食物等。有的准妈妈却总感到疲惫、乏力,整天昏昏欲睡,提不起精神。

✿ **体温变化** 基础体温是指清晨醒来,在身体还没有活动的情况下,立即用体温计放入口腔测出来的体温。基础体温上升后,月经到期未来,基础体温便可持续不降,因此,如基础体温升高长达 16 天之久,则受孕的可能性较大。

✿ **尿妊娠试验** 可以在家用尿妊娠试纸检测或去医院检测,若为阳性提示怀孕的可能。

2. 孕 1 月母体的变化和胚胎发育

✿ **母体变化** 从末次月经第一日起 4 周为孕一月。大部分孕妇都没有自觉症状,少部分人可出现类似感冒的症状:身体疲乏无力、发热、畏寒等。这时,子宫、乳房大小形态还看不出有什么变化,和没怀孕时差不多,子宫约有鸡蛋那么大。由于没有妊娠的自觉症状,大部分孕妇不知道自己已经怀孕,所以希望已婚育龄妇女应注意观察自己的身体状况,一旦发现有怀孕的征兆,就不要随便吃药,不要轻易接受 X 线检查,更不要参加剧烈的体育活动。

✿ **胚胎发育情况** 这个时期胚胎已经在子宫内"着床",或称"植入"。完成着床大概需要 4～5 天,着床后的胚胎慢慢长

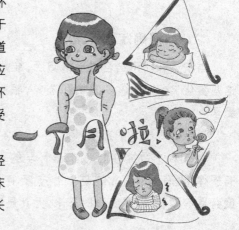

大,这时大脑的发育已经开始,受精卵不断地分裂,一部分形成大脑,另一部分则形成神经组织。这时要特别注意加强营养,给脑细胞和神经系统一个良好的成长环境。

3. 孕1月的营养需求和饮食原则

妊娠第1个月,孕妈妈的基础代谢和孕前没有显著变化,营养摄入与孕前基本相同,就可保证自身和胎儿的营养需求。

膳食以简单、清淡、易消化吸收为原则。

(1) 摄取足够的优质蛋白质

应选择富含易消化吸收的优质蛋白质的食物。孕早期胚胎的生长发育,母体组织的增大均需要蛋白质。在胚胎发育的关键时期,蛋白质、氨基酸缺乏或供给不足,可能引起胎儿生长缓慢,甚至造成畸形。因此,准妈妈应从膳食中摄入充足的优质蛋白质,每天不少于70克,才能满足母体的需要。适量食用鸡蛋、肉类、鱼、虾等,还有豆制品、干果类、花生酱、芝麻酱等植物性食品。

(2) 确保矿物质和维生素的摄入

选择各种富含锌、钙、铜、维生素 A、维生素 B、维生素 C 和叶酸等营养素的食物,如肉类、动物肝肾、芝麻、奶类和豆类等。多食蔬菜和水果,应多选用绿叶蔬菜或其他有色蔬菜,蔬菜和水果要选用新鲜的,以保证维生素 C 的供给。

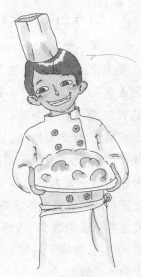

(3) 要注意碳水化合物、脂肪的适当摄入

为孕期提供能量的碳水化合物主要来源于谷类食品,孕妇每天应摄入 150 克以上的碳水化合物,而且品种要多样,要经常粗细粮搭配。脂肪主要来源于动物油和植物油,能满足母体和胎儿对脂肪酸的需要,植物油是烹调的理想用油。

胎儿神经管发育的关键时期在怀孕初期第 17～30 天。此时,如果叶酸摄入不足,可能引起胎儿神经系统发育异常。所以此期尤其要注意叶酸的补充,各种绿色蔬菜及动物肝肾、豆类、水果等都富含叶酸,孕妈妈可适量多吃。这个时期在补充叶酸的同时,也应该加强多种微量元素的吸收,因为微量元素锌、铜等也参与了中枢神经系统的发育。尤其是锌的需求量大大增加,目前孕妇缺锌的现象非常普遍,为了避免孕期由于微量元素的缺乏而造成的神经系统发育障碍,在均衡饮食的同时也可以适当地吃一些富含锌元素的香蕉、动物内脏,还有瓜子、花生、松子等坚果类食品。

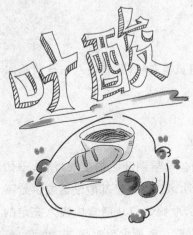

4. 怀孕第1个月的主打营养素

怀孕第1个月主打营养素是叶酸,其作用是防止胎儿神经器官缺陷,防止贫血、早产、胎儿畸形,这对妊娠早期尤为重要,因为早期正是胎儿神经器官发育的关键。孕妈妈要常吃富含叶酸的食物,如面包、面条、白米和面粉等谷类食物,以及牛肝、菠菜,龙须菜、芦笋、豆类及苹果、柑橘、橙子等。除了食补以外,还可以口服叶酸片来保证每日所需的叶酸。

5. 孕妇吃玉米好处多

玉米中含蛋白质、脂肪、糖类、维生素和矿物质都比较丰富。它特有的胶质蛋白占30%,球蛋白和白蛋白占20%～22%。由于黄玉米中含有维生素A,对人的智力、视力都有好处。玉米中的维生素较多,对防止细胞氧化、衰老有益处,从而有益于智力。玉米中粗纤维多,多吃玉米有利于消除便秘,有利于肠的健康。玉米还有利于智力的开发。有一种甜玉米,蛋白质的氨基酸组成中以健脑的天冬氨酸、谷氨酸含量较高,脂肪酸主要是亚油酸、油酸等多聚不饱和脂肪酸含量也较高,这些营养物都对智力发展有利。因此,孕妇应适当有意地在饮食中补充玉米,以利胎儿健脑。

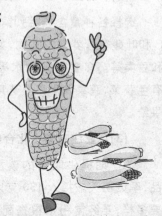

6. 孕妇吃鱼好处多

丹麦研究人员最近研究发现,孕妇吃鱼越多,怀孕足月的可能性越大,生出的婴儿也会较一般婴儿更健康、更精神。那些经常吃鱼的孕妇出现早产和生出体重较轻婴儿的可能性远低于平时不吃鱼或很少吃鱼的孕妇。

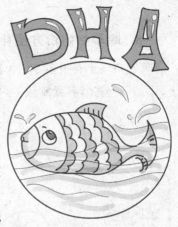

调查还发现,孕期每周吃一次鱼,早产的可能性仅为1.9%,而从不吃鱼的孕妇早产的可能性为7.1%。

孕妇吃鱼有利胎儿大脑发育,这是中外营养学家近年的一致共识。据研究,日本儿童的智商之所以比欧美儿童要高,就是因为日本人喜欢吃鱼。科学家通过研究和试验,其奥秘就是因为鱼体内含有一种重要物质——DHA(即二十二碳六烯酸),它在脑细胞膜的形成中起着重要作用。

据研究表明,实际上当受精卵开始分裂细胞时,DHA就开始施加影响了,胎儿通过胎盘从母体中获得DHA,进而影响胎儿的生长发育。如果母体缺少DHA,则形成胎儿脑细胞膜的磷脂质也不足,给胎儿大脑的形成和发育带来不良影响,甚至造成流产或生下脑细胞数较少的先天性弱智婴儿。因此,营养学家认为,妇女在怀孕期间,应多吃鱼以吸收足够的DHA,来满足胎儿生长发育的需要。

健康孕育小提醒

专家认为,孕妇在一周之内至少应吃一两次鱼或贝类。为了使胎儿的大脑得到良好的发育,生个健壮而又智商高的好婴儿,孕妇要多吃些鱼。而且,即使婴儿出生断奶后,也宜多用鱼肉来喂育婴儿。

7. 孕妇吃早餐好处多

孕妇一定要吃早餐。如果早餐不吃很容易引起低血糖,后果严重会引起头晕。如果怀孕初期,还有可能流产。早起喝杯牛奶,搭配含有谷物纤维的固体食物,简单又营养。

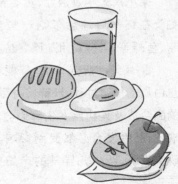

如果孕妇有晨吐现象,可在早上吃几块苏打饼干,过一会儿再吃早餐。孕妇的早餐应包括面包、鸡蛋或肉类和牛奶,并且要注意适当吃些新鲜的水果,以保证维生素和其他营养的需要。

8. 喝孕妇奶粉方便补充营养

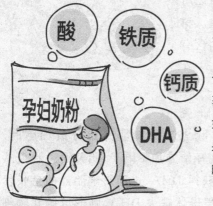

现在市场上有很多专门为准妈妈准备的孕妇奶粉,这些奶粉是在牛奶的基础上,添加了一些营养素制成的,比如添加了叶酸、铁质、钙质、DHA 等等,这些营养素都是准妈妈所需要的,同时也为小宝宝的健康发育起到积极作用。

即使准妈妈的膳食结构比较合理、均衡,但还是会有些营养素不能单纯地从饮食当中获得,满足不了准妈妈和宝宝的需要,而孕妇奶粉中几乎含有孕妈妈需要的所有营养素,如果孕期喝孕妇奶粉,可以更好的补充孕期所需的营养。

按奶粉说明书,最好每天喝两次,早晚各一次。准妈妈不要擅自增加饮用量,否则容易造成某些营养元素摄入量超标,反而对健康有害。

9. 危及优生的微量元素

❀ **缺碘** 碘是合成甲状腺素的重要原料,碘缺乏必然导致甲状腺激素合成减少,造成胎儿发育期大脑皮质中主管语言、听觉和智力的部分不能得到完全分化和发育,婴儿出生后生长缓慢、反应迟钝、面容愚笨、头大、舌外伸流涎,成年后身材矮小,称为呆小病。

呆小病无特效治疗,重在预防,缺碘地区的妇女在怀孕后注意多吃一些含碘的食物如海带、鱼虾等,坚持食用加碘食盐。

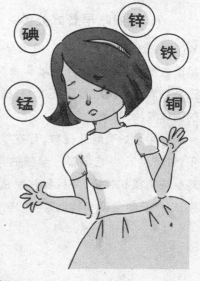

❀ **缺锌** 研究证明,锌能参与体内核酸和蛋白质的代谢过程,缺锌将导致 DNA 和含有锌的酶合成及其功能发生障碍。如果妇女在孕期缺锌,胚胎发育必然受到影响,形成先天畸形。研究表明,新生儿异常的产妇血锌含量明显低于正常产妇。

为防止缺锌,妇女在孕期不应偏食,大多数食品中都含有一定量的锌,但以动物食品更为丰富。孕期饮酒也会增加体内锌的消耗。

❉ **缺锰** 研究表明，缺锰可以造成显著的智力低下，特别是妇女在妊娠期缺锰对胎儿的健康发育影响更大。实验表明，母体缺锰能使后代发生多种畸变，尤其是对骨骼的影响最大，常出现关节严重变形，而且死亡率较高。

一般来说，以谷类和蔬菜为主食的人不会发生锰缺乏，但如果食品加工得过于精细，或以乳品、肉类为主食时，则往往会造成锰摄入不足。因此，孕妇应适当多吃水果、蔬菜和粗粮。

❉ **缺铁** 人体如果缺铁会出现低色素性贫血。妇女在30～32周，血色素会降至最低，造成"妊娠生理性贫血"，在此基础上如果再缺铁，可危及胎儿。调查表明，患严重贫血的孕妇的婴儿红细胞体积比正常婴儿小19％，血色素低20％。

因此，建议孕妇多吃一些含铁丰富的食物，如蔬菜中的海带、芹菜、韭菜；谷类食物有芝麻、糯米、小米；豆类食物有黄豆、蚕豆、绿豆；特别是动物肝脏、蛋黄中含量更为丰富。一般建议孕妇于妊娠20周时常规口服铁剂预防缺铁性贫血。

❉ **缺铜** 缺铜将影响胎儿的正常分化和发育，导致先天性畸形，表现为胎儿的大脑萎缩、大脑皮质变薄、心血管异常、大脑血管弯曲扩张、血管壁及弹力层变薄，并可导致孕妇羊膜变薄而发生胎膜早破、流产、死胎、低体重儿、发育不良等各种异常。

10. 孕妇应少吃菠菜

有的人认为菠菜中含有大量的铁，多食用可纠正贫血。这种观点是错误的。

食物中的铁主要分为血红素铁和非血红素铁。血红素铁存在于动物性食品中，在膳食中所占比例小，但它的吸收率高（10％～30％），非血红素铁存在于植物性食品中，在膳食中所占的比例大（高达85％），但吸收率低（低于10％）。新鲜菠菜含铁量并不是特别高，并且是非血红素铁，在人体内吸收率很低，即使大量食用菠菜，也不能明显改善贫血。相反，菠菜中含有大量的草酸，草酸在人体内遇上钙和锌便生成不易溶解的草酸钙和草酸锌，不易吸收而排出体外，引起钙锌的吸收不良。钙缺乏会影响胎儿的骨骼和牙齿发育；锌缺乏会使孕妇食欲不振，不能为胎儿摄取丰富的营养，从而影响胎儿的正常生长发育。

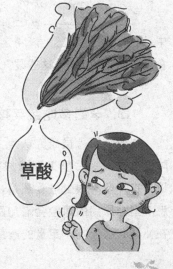

草酸

因此,孕期不宜大量食用菠菜,要纠正贫血,应选择含铁量高且易吸收的食物,如紫菜、鸭血、鸡血、猪肝、牛肉干、猪瘦肉等。除了选择含铁丰富的动物性食物外,膳食的合理搭配也可促进铁的吸收,如增加维生素 C 的摄入,非血红素铁和血红素铁一起吃(蛋白质可促进非血红素铁的吸收)都可促进铁的吸收。

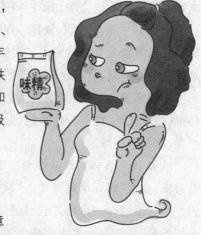

11. 孕妇应少食味精

味精是很普通的调味品,但是孕妇就要注意少吃或不吃。味精的主要成分是谷氨酸钠,血液中的锌与其结合后便从尿中排出,所以味精摄入过多会消耗大量的锌,不利于胎儿神经系统的发育。

12. 孕妇偏食,遗传婴儿

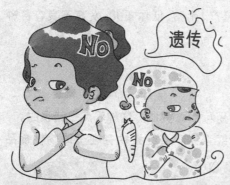

孕妇偏食一般指偏爱吃某一种或几种食物,如果食物品种过于单调,会造成体内营养不均衡,导致营养素的缺乏,对胎儿不利。而且研究表明,这种偏食倾向会遗传给孩子。如果妇女在怀孕和生产后偏爱某种食物,那么胎儿、婴儿在分别通过子宫内的羊水和母乳多次"品尝"该食物成分后,很可能也会喜欢上这种食物。在一项实验中,通过母乳经常"品尝"特定食物成分的婴儿在长到 7 个月大时,会特别喜欢特定食物的味道,如果给这些婴儿喂哺标准成分的母乳,他们会皱眉表示不爱吃。

13. 孕妇多吃蔬菜孩子少患糖尿病

瑞典科研人员研究认为,孕妇多吃蔬菜可降低孩子出生后患 1 型糖尿病的风险。如果母亲在怀孕时很少进食蔬菜,她们的孩子将来患 1 型糖尿病的风险会增加两倍,但如果母亲在怀孕时每天吃一定量的蔬菜的话,孩子出生

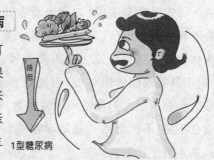

1 型糖尿病

后患1型糖尿病的风险会降至最低。

这是他们首次发现孕妇进食蔬菜与儿童患1型糖尿病有关联,但仍需对此进行更深入的研究。

14. 避免过量食用辛辣食物

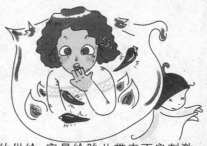

我们都知道,辛辣食物常常可以引起正常人的消化功能紊乱,如:胃部不适、消化不良、便秘,甚至发生痔疮。由于怀孕后胎儿的长大,本身就可以影响孕妇的消化功能和排便,如果孕妇始终保持着进食辛辣食物的习惯,结果一方面会加重孕妇的消化不良和便秘或痔疮的症状,另一方面也会影响孕妇对胎儿营养的供给,容易给胎儿带来不良刺激。

另外,孕妇大多呈现血热阳盛的状态,而这些辛辣食物性质都属辛温,会加重孕妇血热阳盛、口干舌燥、生口疮、心情烦躁等症状。

15. 准妈妈宜保持良好心态

有些准妈妈对怀孕没有科学的认识,易产生既高兴又担心的矛盾心理。她们对自己的身体能否胜任孕育胎儿的任务、胎儿是否正常总是持怀疑态度,对任何药

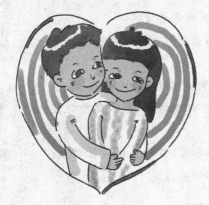

物都会拒之千里。还有些准妈妈盼子心切,又对将来的生活感到茫然不知,为住房、收入、照料婴儿等问题担忧,导致心理上的高度紧张。这些不良心态致使准妈妈情绪不稳定、依赖性强,甚至会表现出神经质,对孕妇和胎儿都十分不利。如果准妈妈心理和情绪变化大,还与发生剧烈孕吐和其他反应有密切关系。为了宝宝的健康,建议孕妈妈本人要尽可能做到凡事豁达,不必斤斤计较,遇有不顺心的事,也不要去钻牛角尖;丈夫和其他亲属应关心和照顾准妈妈,不要让准妈妈受到过多的不良刺激;不要有可能引起准妈妈猜疑的言行,使准妈妈的心理状态保持在最佳状态。

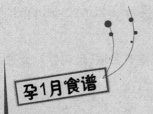

西红柿烧豆腐

原料　西红柿250克,豆腐2块。

辅配料　油75克,白糖少许,酱油少许。

做法　(1)先用开水把西红柿烫一下,去皮,切成厚片。

(2)把豆腐切成3厘米左右的长方块。

(3)待锅中油热后放西红柿片小炒片刻,加适量清水烧开。放入豆腐块、酱油适量,放糖、盐少许,开锅后放些绿色蔬菜,即可上盘。

功效解析　此菜红、白、绿相间,色美而味鲜,可增加食欲。西红柿含有大量的维生素C,它对于骨、齿、血管、肌肉组织极为重要,可增加对疾病的抵抗能力。豆腐的营养价值也十分高。

肉炒木耳

原料　猪肉150克,水发木耳100克。

调料　酱油、盐、葱花、植物油、水淀粉各适量。

做法　(1)将木耳择去硬根,洗净,撕小片;猪肉洗净,切木耳大小的薄片。

(2)炒锅内放植物油,烧热,放入肉片煸炒,再放入葱花、酱油,随即下木耳煸炒,出锅前撒入盐后翻炒均匀,用水淀粉勾芡即可。

功效解析　木耳中铁的含量极为丰富,可防治缺铁性贫血;木耳含有抗肿瘤活性物质,能增强机体免疫力。

香椿芽拌豆腐

原料　豆腐300克,鲜嫩香椿芽100克,香油10克,精盐适量。

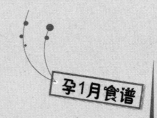

做法 （1）将香椿芽洗净后，用开水烫一下，挤去水分，切成细末。焯烫香椿时间要短，香椿叶烫蔫即可。

（2）将豆腐切成0.7厘米见方的小丁，用开水烫一下，捞出放在盘内，加入香椿芽末、盐、香油拌匀即成。

功效解析 此菜软嫩可口，气味芳香。含有丰富的大豆蛋白质以及脂肪酸、钙、磷、铁等矿物质，还含有较丰富的胡萝卜素、维生素 B_2 和维生素C。维生素、矿物质对保证早期胎儿器官的形成、发育有重要作用。

番茄黄花鱼

原料 黄花鱼1条（约400克），中等大小的番茄2个，豆腐2块。

辅配料 葱1根，姜3片，水、油、盐适量。

做法 （1）将黄花鱼除去鳃和内脏，注意刮净腹内黑膜，洗净并滤干水备用。

（2）将番茄、豆腐、葱、姜洗净，番茄每个切成4瓣，豆腐切为块状，葱切为葱花，姜切片。

（3）热锅，用一小块拍裂的姜在锅上擦一遍，然后放两汤匙油，待油六成热之后下黄花鱼，并将其两面煎至微黄。

（4）然后加入适量的水，同时放入番茄、豆腐、姜片，武火煮沸，再转中小火煲40分钟，加入适量的盐调味，撒上葱花，可口的番茄豆腐黄花鱼汤就做好了。

功效解析 黄花鱼又名黄鱼，富含蛋白质、无机盐、维生素A、B以及磷、钙、铁、硒等，有健脾开胃、益气补虚的功效。

35

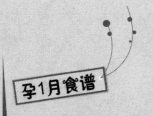

兰花油菜

原料　小油菜心500克,豆腐250克,冬菇、冬笋各25克。

配料　小葱5棵,花生油40克,精盐30克,料酒5克,水淀粉15克,葱、姜共15克,黄豆芽汤100克。

做法　(1)将葱择洗干净,取葱心切成兰花形;冬菇洗净;冬笋和余下的葱、姜均切成末。

(2)菜心洗净去叶,从根部起留4厘米长,去掉中间嫩心备用。

(3)将豆腐用刀面压成泥,放入冬笋、冬菇末,加入盐、料酒、香油,调拌均匀,装入菜心中,上笼蒸10分钟取出,盘中心放做好的兰花形葱心,周围摆上蒸好的菜心。

(4)炒锅置火上,放油少许烧热,放入葱末、姜末炸一下,倒入黄豆芽汤,将葱、姜捞出不要,加入盐、味精,汤沸撇去浮沫,用水淀粉勾芡,淋入香油,浇在菜心上即成。注意要用水淀粉勾薄芡。

功效解析　此菜含有丰富的钙、磷、铁、维生素 B_1、维生素 B_2、维生素C、蛋白质等多种营养素,有利于胎儿骨质发育和血液生成,给胎儿的发育打下良好基础。

花仁蹄花汤

原料　花生米200克,猪蹄1千克,老姜30克,盐25克,葱10克。

做法　(1)将猪蹄镊毛、燎焦皮、浸泡后刮洗干净,对剖后砍成3厘米见方小块;花生米在温水中浸泡后去皮;葱切花,姜拍破。

(2)把大锅置旺火上,加入清水(2.5千克),下猪蹄,烧沸后捞尽浮沫,放进花生米、生姜。

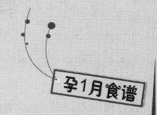

(3)猪蹄半熟时,将锅移至小火上,加盐继续煨炖。待猪蹄炖烂后,起锅盛入汤钵,撒上葱花即可。

特点　汤白、肉烂,富于营养。

黑米粥

原料　黑米30克,粳米70克。

辅配料　红枣,银耳,芝麻,黄豆。

做法　(1)黄豆用温水浸泡1小时,换水洗净;银耳泡软后摘去老蒂;红枣去核。

(2)先将黑米与粳米一起放入清水中淘洗干净,加清水适量,煮约1小时,加入黄豆、红枣及洗净的银耳、芝麻,继续煮约30分钟即可。

功效解析　补气养血,保产育胎。孕妇常食此粥,有利于胎儿和孕妇的健康,尤其对胎儿的大脑发育有着重要的作用。

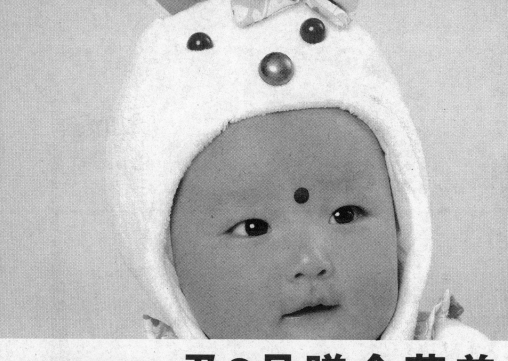

Part 2

孕2月膳食营养及饮食指导

1. 孕 2 月母体变化和胎儿发育情况

❀ **母体变化** 孕 5 周到 8 周为孕 2 月。进入孕 2 月，大部分孕妇已经知道自己怀孕了。头晕、乏力、嗜睡、流涎、恶心、呕吐、喜食酸性食物、厌油腻等早孕反应表现明显。多数孕妇会有尿频、乳房增大、乳房胀痛、腰腹部酸胀等症状，有人还会感觉到身体发热。这时期，孕妇子宫增大，大小如鹅蛋，小腹部尚看不出有什么变化。

❀ **胎儿发育情况** 这时宝宝的生长发育已由分化前期(受精到形成胚卵)进入分化期(器官形成期)，即受精后的 15～56 天是胚胎器官高度分化和形成期。5 周时,头大但松弛无力地垂下,已具有萌芽状态的手、脚和尾巴。7周时,头、身体、手脚开始有区别,尾巴逐渐缩短。脑、脊髓、眼、听觉器官、心脏、胃肠、肝脏初具规模。到了8周末,胚体身长已长到3厘米,体重增加到4克,用肉眼也可以分辨出头、身体和手足。此期胎儿比较敏感,易受各种外来因素的影响而发生畸形。

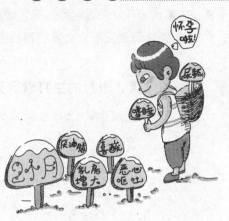

2. 孕2月营养需求和饮食原则

此月是胎儿器官分化的关键时期,如果营养供应不足,容易引起胎儿畸形、智力低下、生长发育迟缓等并发症。此月也是孕妇妊娠反应比较厉害的时期。妊娠早期基础代谢增加不明显,母体组织变化不大,因此热量需求量不多,但仍要适当增加,保证胎儿所需的能量。孕妇可增加面粉、稻米、玉米、小米、食糖、红薯、土豆等碳水化合物类食物。这些食物也易于消化,而且能缓解早孕反应。

孕妇应吃一些清淡易消化的食物,少量多餐,能吃就吃,保持饮食的全面与均衡。一定要保证足够的蛋白质摄入量,至少不应低于孕前的蛋白质摄入量,要选取易于消化、吸收和利用的优质蛋白质,确保妊娠早期胚胎发育所需的蛋白质。

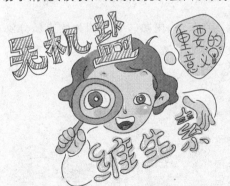

无机盐和维生素在胚胎各器官的形成发育中具有重要的意义。孕2月正是细胞分裂阶段,尤其是脑细胞的发育更为重要,此阶段的营养状况直接影响脑细胞数量。如果缺乏无机盐,后果将难以弥补。研究发现,孕早期铜摄入不足,能导致胎儿内脏、骨骼畸形,引起中枢神经系统发育不良。锌缺乏可使胎儿生长发育迟缓,骨骼、内脏畸形。因此,此期孕妇要特别注意摄取富含锌、铜、铁、钙的食品,如核桃、芝麻、畜禽肉类、内脏、奶类、豆类和海产品等。多吃一些蔬菜水果,可以补充多种维生素。

妊娠剧吐容易引起脱水,及时补充水分保持电解质平衡尤其重要。

此期也是胎儿大脑发育活跃的时期,注意多摄取一些有益于大脑发育的食物,多食一些富含 DHA 深海鱼类。不宜食用油腻、油炸、辛辣等不易消化和刺激性强的食物,以防止因消化不良或便秘而造成先兆流产。

3. 怀孕第 2 个月的主打营养素

主打营养素是维生素 C、维生素 B_6,其作用是缓解牙龈出血、抑制妊娠呕吐。

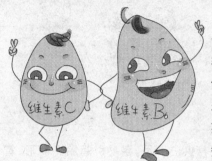

怀孕的第 2 个月,有些准妈妈会发现自己在刷牙时牙龈会出血,适量补充维生素 C 能缓解牙龈出血的现象。同时,可以帮助提高机体抵抗力,预防牙齿疾病。生活中的维生素 C 来源于新鲜的水果蔬菜,比如,青椒、菜花、白菜、番茄、黄瓜、菠菜、柠檬、草莓、苹果等。烹煮以上食物时间不宜过长,以免维生素 C 大量流失。对于那些受孕吐困扰的准妈妈来说,维生素 B_6 便是妊娠呕吐的克星。维生素 B_6 在麦芽糖中含量最高,每天吃 1～2 勺麦芽糖不仅可以抑制妊娠呕吐,而且能使孕妇精力充沛。富含维生素 B_6 的食品还有香蕉、马铃薯、黄豆、胡萝卜、核桃、花生、菠菜等植物性食品。动物性食品中以瘦肉、鸡肉、鸡蛋、鱼等含量较多。

温馨提示:烹煮以上食物时间不宜过长,以免维生素 C 大量流失。

4. 孕早期吃什么水果好

60%～70%以上的女性在怀孕后,都会阴血偏虚,内热较重。因为胎盘所分泌的绒毛膜促性腺激素、胎盘生乳素及甾体激素中雌孕激素的影响下,孕妈妈身体的各系统会发生一系列生理变化。

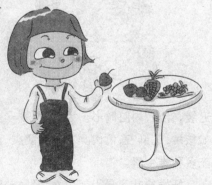

孕早期吃热性水果会"火上加火"。正如中医所说的"产前宜凉,产后宜温"。因此,在孕初期的 40～50 天里,孕妈咪最好不要吃性温或是大热的水果。比如像桂圆、荔枝或是热带的进口水果,都是热性的,孕妈吃了很容易"火上加火"。

孕早期,不仅热性的水果要少吃,像西瓜、柚子、橙子等寒性水果,也要有选择性的吃。

很多水果的作用都有正反两方面。如果孕妇本身是热性体质的话,孕早期可以适量吃些西瓜,来生津止渴,特别是夏天,对止吐也有较好的效果。但有家族性糖尿病史的孕妈咪就应禁食了,西瓜的糖量较高,过量食用的话就很容易造成了妊娠期糖尿病。

在孕早期,孕妈妈最好还是多吃一些苹果、桃、杏、菠萝、乌梅、葡萄等中性水果。

5. 孕妇吃水果的禁忌

(1) 忌用菜刀削水果

因为菜刀常接触生肉、鱼、生蔬菜,会把寄生虫或寄生虫卵带到水果上。

(2) 忌吃水果不漱口

有些水果含有多种发酵糖类物质,对牙齿有较强的腐蚀性,食用后若不漱口,口腔中的水果残渣易造成龋齿。

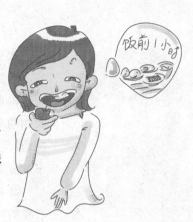

(3) 忌食水果过多

把水果当饭吃,其实是不科学的。尽管水果营养丰富,但营养并不全面,尤其是蛋白质及脂肪相对较少,而这两种物质也是胎儿生长发育所不能缺少的。

(4) 忌饭后立即吃水果

饭后立即吃水果会造成胀气和便秘。吃水果宜在饭后2小时内或饭前1小时。

6. 孕妇可适量食酸性食物

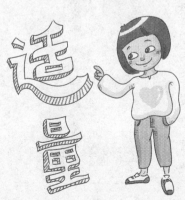

从营养方面来说,孕妇吃酸味食物对孕妇本人和胎儿的发育都有好处。酸味能刺激胃酸分泌,提高消化酶的活性,有利于食物的消化和各种营养素的吸收。同时还能增加孕妇食欲,减轻早孕反应。

从营养角度来看,一般怀孕2~3个月后,胎儿骨骼开始形成。构成骨骼的主要成分是钙,但是要使游离钙形成钙盐在骨骼中沉积下来,必须有酸性物质参加。此外,孕妇吃酸性食物有利于铁的吸收,促进血红蛋白的生成。

维生素C也是孕妇和胎儿所必需的营养物质,对胎儿形成细胞基质、生产结缔组织、心血管的生长发育、造血系统的健全都有着重要的作用,维生素C还可增强母体的抵抗力,促进孕妇对铁质的吸收作用,而富含维生素C的食物大多数呈酸性。因此,孕妇吃些酸性食物可以为自身和胎儿提供较多的维生素C。

7. 孕妇可食的有益的酸性食物

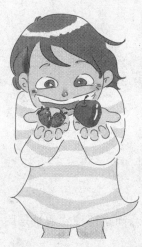

很多新鲜的瓜果都含酸味,这就是准妈妈不错的选择。这类食物含有丰富的维生素C,维生素C可以增强母体的抵抗力,促进胎儿正常生长发育。因此喜吃酸味食物的准妈妈可以选用一些带酸味的新鲜瓜果,如西红柿、青苹果、橘子、草莓、葡萄、酸枣、话梅等,也可在食物中放少量的醋、西红柿酱,增加一些酸味。

酸奶也是很好的酸味食物,它不但营养价值高,而且对准妈妈的厌食症状有一定的治疗作用。酸奶富含钙、优质蛋白质、多种维生素和碳水化合物,还能帮助人体吸收营养,排泄有毒物质。

8. 孕妇慎吃的酸味食物

山楂虽然也是含有酸味的食物,但它却不适宜准妈妈食用,因为山楂对准妈妈的子宫有收缩作用。如果食用较多的山楂制品会刺激子宫收缩,甚至造成流产。

准妈妈对人工腌制的酸菜、泡菜也要谨慎食用。尽管人们都在说腌制品亚硝酸盐有致癌作用,可酸白菜、酸萝卜还是以其特殊的风味成为很多女性钟情的"食友"。特别是一些孕早期的孕妇,对它更是喜爱不尽。因为,酸菜类食物总算能够帮她提起倒掉的胃口,吃进去一些东西。但这种食物不宜多吃,只能调剂一下口味。且不说酸菜类食物的营养在腌制过程中几乎完全被破坏掉,已经失去了蔬

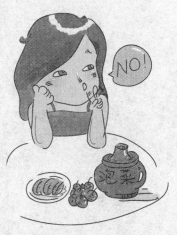

菜的营养价值,更为严重的是其中所含的致癌物质亚硝酸盐不只是使身体患上癌症,同时还会影响胎儿的正常生长发育。因此,孕期尤其是孕早期不宜过多进食酸菜类食物。

9. 孕期吃酸过多的危害

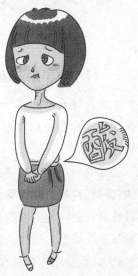

一般来说,妇女在怀孕初期,常会出现恶心、呕吐等反应,而我国民间历来有用酸性食物来缓解孕期呕吐的做法,甚至有用酸性药物止呕的做法。这些方法是不可取的。

近年来,国外医学界有关研究机构明确指出,过多食用酸性食物和药物是导致畸胎的"元凶"之一。

孕妇过多地食用肉类、鱼类、巧克力、白糖等酸性食物,其体液会发生变化,形成一种"酸化",进一步促使血中儿茶酚胺水平增高,从而引起孕妇烦躁不安、爱发脾气,易伤感等消极情绪。这种不良的消极情绪,可以使母体内的激素和其他有毒物质分泌增加,则是造成胎儿腭裂、唇裂及其他器官发育畸形的一个重要原因。与此同时,研究人员分别测定了不同时期胎儿组织和母体血液的酸碱度,认为在妊娠的最初半个月左右,不食或少食酸性食物或含酸性的药物(如维生素 C、阿司匹林)等为佳。

健康孕育小提醒

从营养学角度出发,孕妇吃些酸味食物,能满足母体与胎儿对营养的需要,孕妇吃些酸味食物,能够帮助胎儿骨骼的生长发育。但是,物极必反,孕妇如食用大量的酸性食品,会使体内碱度下降,容易引起疲乏、无力,不仅容易使母体患某些疾病,更重要的是可因此而影响胎儿正常、健康地生长发育,情况严重者,甚至可导致胎儿畸形。

10. 孕早期吃核桃和芝麻好

停经后厌油腻是早孕反应的表现之一,早孕妇女不愿意吃含脂肪多的肉类,吃菜也清淡,使妊娠早期脂肪摄入少,而脂肪是早孕期不可缺少的营养物质,它有促进脂溶性维生素 E 的吸收,起安胎的作用。

核桃,富含不饱和脂肪酸、磷脂、蛋白质等多种营养素。据测定,1 公斤核桃仁相当于 5 公斤鸡蛋或 9 公斤牛奶的营养,并有补气养血、温肺润肠的作用。其营养

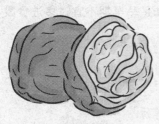

成分的结构对胎儿的脑发育非常有利。因此,孕妇每天宜吃 2~3 个核桃。

芝麻,富含脂肪、蛋白质、糖、芝麻素、卵磷脂、钙、铁、硒、亚油酸等,有营养大脑、抗衰老美容的功效。将芝麻捣乱,加上适量白糖,每日上午下午用白开水各冲服一杯,既可增强孕妇的抵抗力及预防感冒,又有利于胎儿脑发育。

11. 孕早期不宜多吃动物肝脏

因为怀孕期间是个十分敏感的时期,孕妇饮食与胎儿生命健康密切相关,所以在饮食上应当特别地加以呵护,有些食品和饮品对普通人有益,而对于孕妇却不大相宜。

动物肝脏是营养丰富的食品,它含有 20% 的蛋白质、多种动物维生素、钙、磷、铁、锌等,均属人体必需的营养物质。但是医学研究表明,孕妇怀孕早期多吃动物肝脏对优生不利。在实验中,发现动物在怀孕早期如果被喂食大量维生素 A,可使胎儿出现畸形。还有人对 20000 多名孕妇作了调查,她们在孕期内曾摄入过量维生素 A,结果出生的后代有的患有唇裂、腭裂、耳、眼部及泌尿道缺陷,以及极少数中枢神经系统或胸腺发育不全等。

据资料分析,妇女妊娠前期 3 个月时,每天所摄入的维生素 A 量若超过 15000 国际单位,则增加导致胎儿畸形的危险性。通常孕妇每天补充维生素 A 3000~5000 国际单位已足够,而猪肝每

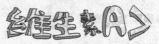

500 克即含有维生素 A 43500 国际单位。而动物肝脏,尤其是牛、猪肝,含维生素 A 丰富,如果吃 100 克动物肝脏,摄入的维生素 A 为日常饮食的 4~12 倍。大量的维生素 A 会引起胚胎发育异常,很可能由于它干扰神经上皮细胞内的 DNA 合成,使细胞分裂周期延长,导致细胞增殖速度减慢,数量减少,从而表现出各种组织生长、分化异常。有人认为,过量的维生素 A 阻碍了胎儿腭的生长发育,使两侧腭叶未能及时吻合形成腭裂。

另外,每天从食物中摄取的胆固醇不应超过 300 毫克,而每 100 克新鲜猪肝中所含的胆固醇高达 400 毫克以上。孕妇可每周食用 1~2 次,但在孕早期过量食用动物肝脏不利胎儿发育,有致畸的可能,应引起孕妇的重视。

12. 孕妇应少吃罐头食品

在日常生活中,不少怀孕初期的女性,因早孕引起胃肠道反应,喜欢食用酸甜可口的水果。如逢水果淡季,不少孕妇常以水果罐头代替水果大量食用。据有关资料研究证明,妊娠早期大量食用含有食品添加剂的罐头,对胎儿的胚胎发育是不利的。

生产水果罐头的过程中要加入一些添加剂如色素、香精、防腐剂等,因为成年人排泄和解毒能力强,对人体影响不大。但是孕妇由于体内各系统发生了一系列生理变化,解毒和排泄功能受到一定影响。孕妇若长期大量食用水果罐头,其中的化学添加剂如色素、香精、防

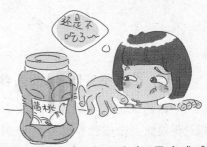

腐剂等,会通过胎盘血液循环进入胎儿体内,引起慢性中毒,出现流产、早产或难产、胎儿畸形。因此,妊娠早期不宜多吃水果罐头,也不能不加选择地乱吃酸食,对孕妇以及胎儿健康都会不利,如米醋、酸酒、腌制的酸菜以及酸性较大的刺激性食物等不宜多吃。

13. 孕妇不宜吃火锅

孕妇不宜常吃火锅,因为火锅原料大多为羊肉、牛肉、猪肉甚至狗肉,这些肉片

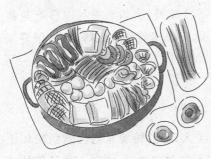

中都可能含有弓形虫的幼虫和其他寄生虫。这些弓形虫幼虫,往往寄生在细胞中。人们吃火锅时,习惯把鲜嫩的肉片放到煮开的火锅中一烫即食,这种短暂的加热一般不能杀死幼虫,进食后幼虫在肠道中穿过肠壁随血液扩散至全身。孕妇受感染时多无明显不适,但幼虫可通过胎盘感染到胎儿,严重的发生小头、脑积水、无脑儿等畸形。

14. 孕妇不宜多吃冷饮

孕妇怀孕期间,胎盘会产生大量孕激素,使胃肠道平滑肌张力减小,胃酸酸度降低,胃肠蠕动减弱,胃肠黏膜对冷热刺激非常敏感。孕妇多吃冷饮会使胃肠血管

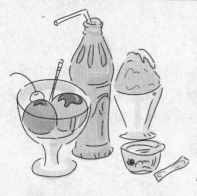

突然收缩、胃液分泌减少、消化功能降低,出现食欲不振、消化不良、腹泻、腹痛、胃痉挛等症状。此外,孕妇的呼吸道黏膜往往充血并有水肿,贪吃冷饮会使充血的血管突然收缩,血流量减少,致使抵抗力降低,潜伏在呼吸道里的致病微生物便会乘虚而入,引起上呼吸道感染和扁桃体炎等。据报道,胎儿对冷刺激敏感,孕妇吃冷饮时胎动次数增加。因此,孕妇不宜过多地吃冷饮。

15. 孕妇不宜吃桂圆、人参

中医药文化虽然提倡药补、食补,但同时指出过补有害,阴阳偏盛会伤身。孕妇补得过火会造成营养过多,同时因运动太少,反而使分娩不易。尤其是怀孕期间不适合吃温补药,特别注意不要多吃人参、桂圆。

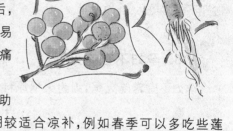

因为人参属补元气的补品,而怀孕时母体处于全身阴血偏虚、阳气相对偏盛状态。桂圆虽具滋补作用,却是在辛温助阳生火,怀孕后,阴血聚以养胎,若加上桂圆因温助火,就容易动血、动胎,孕妇吃多了,容易出现漏红、腹痛等先兆性流产的症状。

另外,像鹿茸、鹿角胶、胡桃肉等属温补助阳的补品都不建议孕妇服用。相反,怀孕期较适合凉补,例如春季可以多吃些莲藕,夏季多吃些西瓜,秋季多吃些山药、土豆、地瓜,冬季多吃些冬瓜等,都是很好凉补的选择。

16. 孕妇不宜多吃久存的土豆

土豆是世界上公认的营养丰富的食物。美国人认为,每餐只吃全脂奶粉和土豆,就可以得到人体所需要的全部营养。土豆的蛋白质中含有18种人体所需的氨基酸,是一种优质的蛋白质。其中所含的粘蛋白能预防心血管类疾病。土豆中维生素 B_1 的含量也居常食蔬菜之冠。

动物试验结果表明,中剂量土豆生物碱便可影响小鼠胚胎的正常发育,导致神经管缺陷畸形,并且全部为露脑畸形,同时还可导致胚胎宫内生长迟缓。刚收获的土豆生物碱含量为每公斤20～80毫克,贮存一段时间以后可上升到每公斤75～

114 毫克。发芽或发霉的土豆生物碱含量还会进一步增多。

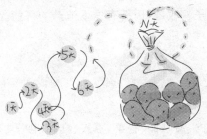

如果孕妇长期大量地食用生物碱含量较高的土豆,蓄积在体内就可能导致和鼠类动物一样的致畸效应。而且研究证明,人对土豆生物碱的敏感性比小鼠还要高出 357 倍,因此人更容易中毒。有一定遗传倾向并对土豆生物碱敏感的孕妇,食入 44～252 克的土豆,即有可能出现致畸作用。当然,人的个体差异相当大,并非每个人食用了土豆都会出现异常。但是,孕妇还是以少吃或不吃土豆为好,特别是不吃长期贮存、发芽或霉变的土豆。这点对于正处在胚胎组织器官分化时期的孕早期妇女来说尤其重要。

17. 孕妇不宜多吃鱼肝油和钙质食品

鱼肝油中除了含有维生素 A 外,还含有维生素 D,而浓缩鱼肝油中维生素 A、维生素 D 的含量则更大。维生素 D 主要是防治佝偻病,维生素 A 则是维持人体细胞正常功能、上皮组织的正常结构,维持视觉功能所必需的营养素。有些孕妇为了能使胎儿优生,便盲目地大量服用浓缩鱼肝油和各种钙质食品。

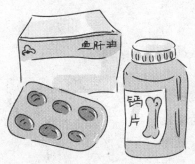

长期服用大剂量的鱼肝油和钙质食品,会引起毛发脱落、皮肤发痒、食欲减退、感觉过敏、眼球突出、血中凝血酶原不足和维生素 C 代谢障碍等。此外,血中钙浓度过高,还会出现肌肉软弱无力、呕吐和心律失常,使胎儿在发育期间出现牙滤泡移位,甚至使分娩不久的新生儿萌出牙齿。所以,怀孕期间不宜服过多的鱼肝油和钙片,否则容易引起鱼肝油中毒。

18. 不宜吃有堕胎作用的食品

怀孕到第二个月,流产的危险性很高,12 周以前的流产是早期流产,12 周以后的流产是晚期流产,大多数的流产是早期流产。预防流产需要从饮食上注意。

许多水产品有活血软坚的作用,食后对早期妊娠会造成不良影响。如螃蟹、甲鱼、海带等。螃蟹性偏寒凉,有活血祛瘀之功,尤其是蟹爪,有明显的堕胎作用;海带有软坚散结的功效;甲鱼则具有较强的通血络、散瘀块的作用,因而有堕胎之弊。

孕妇还应忌食寒性滑利之品。寒性滑利之品如山楂、荸荠、薏米、马齿苋等食物,对怀孕早期有一定的影响。药理实验证明,薏米对子宫肌有兴奋作用,能促使子宫收缩,因而有诱发流产的可能。

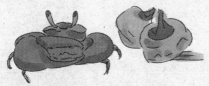

孕妇还应忌热性食物。根据产前宜清淡的饮食原则,怀孕期妇女应避免进食热性食物,因热性食物能使人体内热加重,有碍机体聚血养胎,这类食物如羊肉、狗肉、鹿肉、麻雀肉、海马肉、香菜、荔枝、桂圆、杏子、杏仁等。

孕妇还应忌食辛辣的食品。芥末、辣椒、咖喱等辛辣的食品对孕妇有刺激作用,少量摄取还没什么关系,多了就会刺激肠胃,严重的还可能流产、早产,是应控制的食品。

 ## 19. 如何解决怀孕早期食欲不振

孕妇由于早孕反应没有食欲,要设法提高孕妇的食欲,在食物的选择、加工及烹调过程中要多加功夫,要注意食物的色、香、味之外,并可以根据个人的经济能力、地理环境、季节变化来选择加工、烹调食物,使孕妇能够摄入最佳的营养。以下几点要注意:

❀ 食物外在形态要能够吸引孕妇的食欲,同时还要清淡爽口、富有营养。如番茄、黄瓜、辣椒、茄子、胡萝卜、哈密瓜、苹果等,它们色彩鲜艳,营养丰富,易诱发人的食欲。

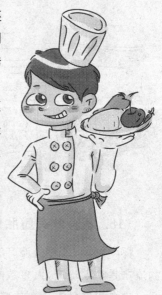

❀ 应该选择易消化、易吸收的食物,同时能减轻呕吐,如烤面包、饼干、大米或小米稀饭。干食品能减轻恶心、呕吐症状,大米或小米稀饭能补充因恶心、呕吐失去的水分。

❀ 所选择的食品要适合孕妇的口味,在选择食物前要尽量征求孕妇的意见,烹调要多样化,并应尽量减少营养素的损失。可根据孕妇的不同情况和饮食习惯,选择不同的材料,烹调出美味可口的食物。

❀ 孕妇在进食过程中,应保持精神愉快。可考虑在进食时听听轻松的音乐,餐桌上可放一些鲜花点缀一下,这样都有效地帮助孕妇减轻早孕的恐惧、孕吐的烦躁,从而增加孕妇的食欲,令胚胎得到正常发育。

20. 小心妊娠反应造成营养不良

准妈妈怀孕3个月前后,是胎宝宝智力发展的关键时期,而且心、脑、口、牙、耳、腭等器官的分化,均在3个月内形成,因此,妊娠3个月是胎儿的营养关键期。然而,有半数以上的准妈妈在妊娠6～12周时,会出现程度不等的妊娠反应,如食欲不振、挑食、恶心、呕吐等。在妊娠反应的影响下,一些孕妇常出现机体营养失衡,面黄肌瘦,体重急剧下降等营养不良症状,以至影响到胎儿的营养状况。

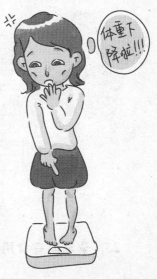

妊娠反应是正常的妊娠生理现象,一般孕妇往往不需治疗而自愈。但从优生角度说,妊娠反应会对优生存在潜在危害。因此,要尽量减免妊娠反应对优生造成的不良影响。

具体来说,准妈妈要放松心情,不要过多考虑妊娠反应的问题。白天多做户外活动,分散自己的注意力,有助于减轻妊娠反应的严重程度;日常饮食可采用少吃多餐的办法,吃了吐、吐了还要吃。注意多吃一些对胎儿发育特别是大脑发育有益的食物,如蛋、鱼、肉、牛奶、动物肝脏、豆制品、核桃、开心果、牡蛎以及蔬菜水果等,以确保胎儿对蛋白质、维生素、无机盐等各种营养素的充分摄入。如妊娠反应严重就要考虑就医。

21. 早孕反应剧烈应及时去医院

一般情况下,怀孕期恶心、呕吐对准妈妈身体和胎宝宝的影响不大,是一种妈妈体内激素水平变化引起的自然反应。但是,如果持续剧烈呕吐不能进食,就需要到医院查一下,有可能是妊娠剧吐。妊娠反应严重的孕妇,每日应尽量进食至少150克碳水化合物,以维持血糖水平。在早孕期,如果完全不能进食碳水化合物,意味着机体将动员脂肪分解以产生能量供机体利用,而脂肪分解的代谢产物是酮体,血液中过高的酮体将影响胎儿早期神经系统的发育。因此,对完全不能进食的早孕妇女,应

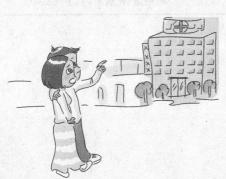

去医院进行静脉输液治疗,以防严重的妊娠剧吐会引起脱水、电解质失衡和新陈代谢紊乱,甚至酸中毒、碱中毒。否则会影响胎儿的发育,甚至造成发育停滞。

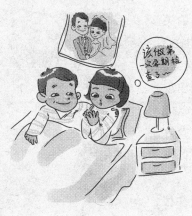

22. 重视早孕期检查

怀孕早期检查一般在停经40天后进行,通过第一次孕期检查可以明确以下问题:

❉ 怀孕对母体有无危险,能否继续妊娠。

❉ 胎儿是否正常发育。

❉ 化验血液和尿液,检查有无相关疾病。

❉ 孕妇有无妇科疾病,以便及时发现与治疗,避免给胎儿带来不良影响。

 ## 23. 孕早期宜食用的食物

孕早期宜食用的食物

名称	作用	名称	作用
生姜	缓解孕早期反应,预防感冒	花生	预防妊娠高血压和产后缺乳
芝麻	润肠通便,预防、治疗孕期便秘	草莓	润肺生津,健脾和胃
香椿	健脾开胃,增进食欲	牛奶	生津止渴,滋润肠道
豆腐	补钙,健脑,预防心血管疾病	丝瓜	补充营养,清热解毒
菠菜	帮助消化,止渴润肠	猪肝	改善贫血,增强人体的免疫力
鸭肉	清肺解热,滋阴补血,消水肿	黑木耳	清肺益气,补血活血,镇静止痛
栗子	健脾养胃,补肾强筋,消除疲劳	口蘑	预防便秘和糖尿病,降低胆固醇
莲藕	收缩血管,止血	萝卜	消积滞,化痰清热,下气宽中

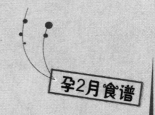

萝卜炖羊肉

原料 羊肉500克,萝卜300克,生姜少许。

辅配料 香菜、食盐、醋适量。

做法 (1)将羊肉洗净,切成2厘米见方的小块;萝卜洗净,切成3厘米见方的小块;香菜洗净,切断。

(2)将羊肉、生姜、食盐放入锅内,加入适量水,置炉火烧开后,改用文火煎煮1小时,再放入萝卜块煮熟。

(3)放入香菜、即可食。食用时,加入少许食醋更佳。

功效解析 适用于消化不良等症,且味道鲜美,可增加食欲。

清蒸鲤鱼

原料 新鲜鲤鱼1条。

做法 将鱼去鳞、肠、肚,置菜盘中,放入笼中蒸15～20分钟,取出即可食用。

功效解析 禁用一切油盐调料。妊娠呕吐者愈吃愈香甜可口,对治疗恶吐尤有良效。

陈皮卤牛肉

原料 瘦牛肉、酱油、陈皮、葱、姜、糖、酱油、水(2大匙)。

做法 (1)把陈皮用水稍微泡软,葱洗净切断。

(2)牛肉洗净切成薄片,加酱油拌匀,腌10分钟。

(3)将腌好的牛肉一片一片放到热油里,油炸到稍干一些。

(4)把陈皮、葱、姜先爆香,然后加入酱油、糖、水和牛肉稍炒一下。

(5)把牛肉取出,放入拌好的卤料,即陈皮、葱、姜、酱油、糖,炖至卤汁变干,即可食用。

功效解析 瘦肉类含有丰富的 B 族维生素,可助减轻怀孕早期的呕吐症状,还可减轻精神疲劳等不适。姜和陈皮也有助于减轻孕妇的恶心感。

姜汁鱼头

原料 鱼头数个,豆腐适量。

辅配料 葱、姜、酱油、料酒、盐、高汤。

做法 (1)将鱼头洗净,剖成两半,开水烫一下;豆腐切成 2 厘米厚的三角形片,开水烫一下,用高汤煨好。

(2)生姜拍碎捣烂,加入少许清水浸泡,浸出姜汁。

(3)鱼嘴向外,将鱼头按圆形在蒸盘内摆好,加入葱、姜、料酒、酱油、盐、油和少量高汤,大火蒸约20分钟即熟。

(4)捞出葱、姜,将豆腐沥干水分后放入,淋入姜汁即可。

功效解析 有利于大脑发育的天然 DHA 仅在鱼头中含有。怀孕早期,孕妇宜多多食用。

烤全麦三明治

原料 全麦面包 1 个,芝士粉、葡萄干、杏仁片、核桃、樱桃、葡萄酱等适量。

做法 (1)把全麦面包放在烤箱里稍烤一下,取出切成 4 小块;

(2)先在表面上抹上一层葡萄酱,然后把葡萄干、核桃、杏仁片和樱桃放在上面,再撒上起司粉即成。

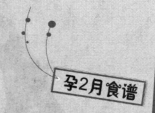

功效解析　葡萄干、核桃及烤过的土司都有止吐作用,芝士粉中富含的 B 族维生素还可减轻孕妇的烦躁情绪,也有助于减轻孕吐。

姜丝煎蛋

原料　鸡蛋 2 只。姜丝适量,盐少许。

做法　(1)下油 1 汤匙,放下姜丝炒香铲起。

(2)烧热锅、下油 1 汤匙,将一只鸡蛋放入锅中,慢火煎至半凝固时,放下半份姜丝,洒下少许盐,铲成半月形,煎至两面黄色铲起上碟。另一只做法相同。

功效解析　姜有益脾胃、散风寒的功效;鸡蛋有滋阴、润燥、养血功能,并且此菜具有止吐的功效。

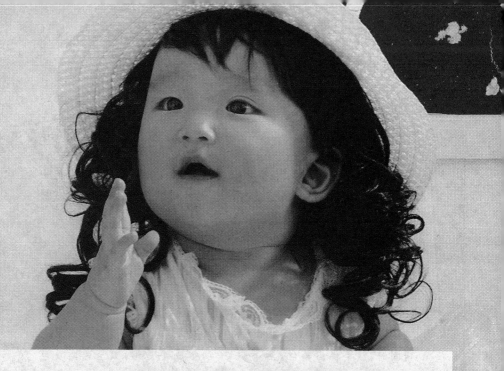

孕3月膳食营养及饮食指导

part 3

1. 孕3月母体变化和胎儿发育情况

❀ **母体变化** 孕9周到12周为孕3月。下腹部还未明显隆起，但子宫已增长到如握拳大小。增大的子宫开始压迫膀胱和直肠，由此出现排尿间隔缩短、排尿次数增加、总有排不净尿的感觉，还容易出现毫无原因的便秘或腹泻。乳房除了胀痛外，开始进一步长大，乳晕和乳头色素沉着更明显，颜色变黑。有的孕妈妈的耳朵、额头或嘴周围会长出斑点。此阶段是妊娠反应最难的阶段，过了这一阶段妊娠反应随着孕周的增加反而开始减轻，不久将自然消失。

❀ **胚胎发育情况** 胎宝宝身长增长到10厘米，重量增加到14克，整个身体中头显得格外大，面颊、下颌、眼睑及耳廓已发育成形，眼睛及手指、脚趾清晰可辨。胎宝宝的心脏、肝脏、胃肠、肾脏、输尿管更加发达，胎宝宝自身形成了血液循环，但骨骼和关节尚在发育中。外生殖器分化完毕，可辨认出胎宝宝的性别。胎儿四肢可活动。脊髓等中枢神经已非常发达。

2. 孕3月营养需求和饮食原则

此月妊娠反应逐渐减轻或消失，除了怀孕初期因孕吐无须刻意进食外，饮食原则仍然是要维持均衡营养，通常建议增加蛋白质摄取量，包括肉、鱼、豆、蛋、奶等食物。此月仍是胎儿脑发育的关键时期，要注意摄取有益于促进大脑发育的必需脂肪酸、钙、磷等微量元素，还要补充适量维生素，包括叶酸。只要保证食物的多元化，一般可以满足微量元素的需求。

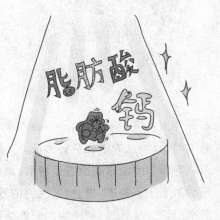

3. 孕3月的主打营养素

本月的主打营养素是镁、维生素A，其作用是促进胎宝宝生长发育。

镁不仅对胎儿肌肉的健康至关重要，而且也有助于骨骼的正常发育。近期研究表明，怀孕头三个月摄取的镁的数量关系到新生儿身高、体重和头围大小。在色拉油、绿叶蔬菜、坚果、大豆、南瓜、甜瓜、葵花籽和全麦食品中都很容易找到镁。另外，镁对准妈妈的子

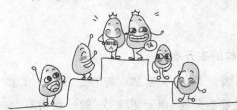

宫肌肉恢复也很有好处。胎儿发育的整个过程都需要维生素A，它尤其能保证胎儿皮肤、胃肠道和肺部的健康。怀孕的头三个月，胎儿自己还不能储存维生素A，因此孕妈妈一定要供应充足。甘薯、南瓜、菠菜、芒果都含有大量的维生素A。

4. 药物对早孕期胎儿的影响

药物对早孕期胎儿有无影响，目前医学上还不能简单回答说有或无，药物对胚胎的影响是一个概率问题，只能说可能性。先要估算受精日期，然后查看吃药的时间、吃药的剂量；同时应阅读药品说明书，是否属于慎用或禁止使用药物等等，才能

估算对胎儿造成影响的大小。

在怀孕期间，如果用药不当可引起胎儿畸形，但并非所有的药物都会致畸。医学上根据药物对胎儿的毒性作用，将其分成 5 大类。其中 A 类和 B 类药物，对胎儿未见有明显的致畸和毒性作用，属于这两类的药物有维生素类药物、一些常用的抗生素如青霉素类、先锋霉素类、红霉素类等。

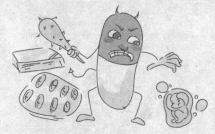

药物对胎儿的致畸或毒性作用，除了药物本身的毒性作用外，还与用药时的怀孕天数和用药的剂量以及持续用药的时间有关。当卵子受精后 2 周内，孕卵着床前后，此时药物对胚胎的影响要么是导致流产，要么是继续发育，不出现异常，此时用药属安全期。从受精后第 3 周至第 7 周，胚胎开始进入器官分化形成阶段，本阶段是胎儿对药物最为敏感的时期，胎儿的中枢神经形成，心脏、眼睛、四肢等重要器官也开始形成，极易受药物等外界因素影响而导致畸形，属致畸高度敏感期，受到药物的影响也最大。受精后第 8 周至第 12 周，也是胚胎的器官形成时期，但主要是手指、脚趾等小部位的形成期，在此期间药物产生的影响就不会像前 4 周那么大，但是用药还是要在医生指导下进行。怀孕 12 周以后，受药物或其他不良因素的影响，主要是引起胎儿生理功能的异常。

5. 孕早期喝水有讲究

(1) 孕妇在清晨起床后应喝一杯新鲜的凉开水

白开水对人体有"内洗涤"的作用。早饭前 30 分钟喝 200 毫升 25℃～30℃的新鲜开水，可以温润胃肠，使消化液得到足够的分泌，以促进食欲，刺激肠蠕动，有利定时排便，防止痔疮便秘。

早晨空腹饮水能很快被胃肠道吸收进入血液，使血液稀释，血管扩张，从而加快血液循环，补充细胞夜间丢失的水分。

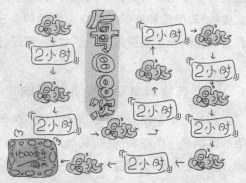

(2) 孕妇切忌口渴才饮水

口渴犹如田地龟裂后才浇水一样，是缺水的结果而不是开始，是大脑中枢发出要求补水的救援信号。口渴说明体内水分已经失衡,细胞缺水已经到了一定的程度。正确的饮水方法应该是应每隔 2 小时喝一次水,每日 8 次,共 1600 毫升。

孕早期多喝水可避免脱水,还可以降低血液中能引起孕吐的激素浓度。

6. 不适宜饮用的几种水

孕妇不是所有的水都能喝,有以下几种水不能喝:

❀ **生水** 生水中有各种对人体有害的细菌、病毒和寄生虫,喝生水极易引起急性胃肠炎、病毒性肝炎、伤寒、痢疾及寄生虫感染等。特别是喝了受到工厂废液、生活废水、农药残余等污染的水,更易引起疾病。自来水虽经处理,但无法避免管道污染。漫长的水管,高层住宅楼的顶水箱,都受着"二次污染"的威胁。

❀ **老化水** 又称"死水",也就是长时间储存没换的水。这种水里的亚硝酸盐等有害物质会随着储存时间的增加而增多。常喝这种水,会使未成年人细胞新陈代谢明显减慢,影响身体发育;使中老年人衰老加速;长期饮用这种水还有可能诱发食道癌和胃癌。一般来说,在热水瓶中贮存超过 24 小时的开水就不要喝。

❀ **千滚水** 千滚水就是烧沸了很长时间的水或热水器中反复煮沸的水。由于这种水煮得太久,水中的钙、镁等重金属成分和亚硝酸盐的含量都大大增高。常饮这种水,会影响人的胃肠功能,出现腹泻、腹胀等。有毒的亚硝酸盐,还会造成机体缺氧,引起神经、泌尿和造血系统病变。重者会昏迷惊厥,甚至死亡。

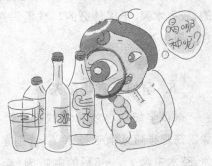

❀ **蒸锅水** 又称"下脚水",指蒸馒头、鱼等的剩锅水,特别是经过反复使用的蒸锅水,亚硝酸盐浓度很高。常饮这种水,或用这种水来熬稀饭,都会引起亚硝酸盐中毒;水垢还会随水进入人体,引起消化、神经、泌尿等系统病变,甚至使人早衰。

❀ **不开的水** 现在人们饮用的自来水,都是经氯化消毒灭菌处理过的。氯化处理过程中可分离出多种有害物质,具有致癌、致畸作用。当水温达到 90℃ 时,有害物质的含量是原先的 3 倍,超过国家饮用水卫生标准的 2 倍。当水温达到 100℃ 时,大部分的有害物质都会随蒸气蒸发而大大减少,如继续沸腾 3 分钟,饮用会更安全。专家指出,饮未煮沸的水,患膀胱癌、直肠癌的可能性将增加 21%～38%。

❀ **用保温杯沏的茶水** 茶叶中含有大量鞣酸、茶碱、芳香油和多种维生素,适宜用 80℃ 的开水冲泡,如果用保温杯沏茶,会使茶叶长时间浸泡在高温、恒温的水中,茶叶中的维生素被大量破坏,芳香油大量挥发,鞣酸、茶碱被大量浸出,大大降低了茶叶的营养价值，使茶水没有香气，甚至苦涩。茶水中的有害物质也会增多，甚至会使消化、心血管、视神经和造血系统发生多种疾病。

7. 孕妇不宜吃方便面

方便面的主要成分是碳水化合物，汤料只含有少量味精、盐分等调味品，其中的营养成分含量非常少，远远满足不了准妈妈自身和胎宝宝每天所需要的营养量。

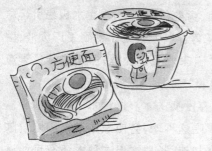

方便面作为一种方便食品，偶尔吃一些对身体没有害处，但经常吃就会有损健康了。经常以这些食品为主食，会使孕妇的体内缺乏必需脂肪酸，而必需脂肪酸是胎儿大脑发育需要的重要营养成分。而且，孕早期要形成良好的胎盘及丰富的血管也特别需要脂肪酸，这样才能保证胎儿的营养需求。

准妈妈在想吃方便面的时候可以试试其他的替代品，比如奶油香酥饼干之类的，或者水果、干果什么的。准妈妈在这个特殊时期一定要为宝宝着想，自己在饮食上要多注意。

8. 孕妇不宜喝浓茶

很多孕妇从小就习惯饮茶。但在孕期就不能像以往那样随意地喝茶水了，特别是较浓的茶。因为，茶水中含 2%～5% 的咖啡因，会刺激胎儿过度活动，甚至危害胎儿的生长发育。另外，过多喝茶水可使其中所含的鞣酸与孕妇食物中的铁结合，促使孕妇发生缺铁性贫血，给胎儿造成先天缺铁性贫血的隐患。因此，孕期别喝太多茶水，即使适量饮用也最好在饭后，以减少对铁吸收造成的损害。

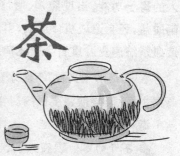

9. 水果不宜榨汁喝

有人认为水果榨汁吃，既吸取了水果的精华，又易消化吸收。其实这样并不科学。

只喝水果汁减少了对膳食纤维的摄取，膳食纤维对人体有非常重要的作用。

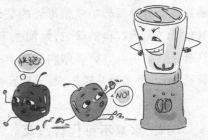

水溶性纤维有预防减少糖尿病、心血管疾病的保健功能，非水溶性纤维可防止胃肠系统的疾病。孕妇妊娠期间受黄体酮（孕酮）分泌增加的影响出现一系列消化系统功能变化，胃肠道平滑肌细胞松弛张力减弱，蠕动减慢，胃排空及食物肠道停留时间延长，易出现饱胀感及便秘。非水溶性纤维具有刺激肠道蠕动和促进排便的作用，稀释肠内有毒物质，减少致癌物与肠黏膜的接触时间，因而可预防肠道癌变。

很多孕妇并发妊娠期糖尿病和糖耐量异常，而膳食纤维可影响血糖水平，减少糖尿病患者对药物的依赖性及帮助控制血糖，并有防止热量过剩、控制肥胖的作用，还有预防胆结石、降低血脂的功效。所以最好不要把水果榨汁喝，应将水果可食部分全部吃下。

10. 孕妇不宜用饮料代替白开水

有些孕妇常以饮料代替开水喝，并且认为这样既能解渴又有营养。其实这种认识是错误的。

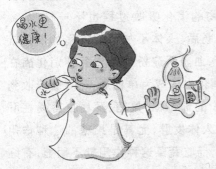

研究证明，白开水是补充人体液体的最好物质，最有利于人体吸收，又极少有副作用。各种饮料、果汁都含有较多的糖及添加剂，含有大量的电解质，这些物质能较长时间在胃里停留，对胃产生许多不良刺激，不仅直接影响消化和食欲，而且会增加肾脏过滤的负担，影响肾功能。摄入过多糖分还容易引起肥胖。因此，孕妇不宜用饮料代替白开水。

11. 孕妇不宜喝含有咖啡因的饮料

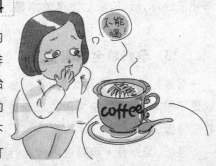

研究表明，咖啡因对孕妇和胎儿有很大的危害，如果孕妇过量饮用咖啡因或其他含咖啡因的饮料，咖啡因能迅速通过胎盘作用于胎儿，使胎儿受到不良影响。咖啡因可使实验动物发生腭裂、趾或脚畸形，甚至脊柱裂、无下颌、无眼、骨化不全、发育迟缓等。咖啡因还可通过乳汁分泌而影响依赖母乳的婴幼儿健康。专家认为,每天喝8杯以上咖啡或其他含咖啡因饮料的孕妇,她们生下的婴儿没有正常婴儿活泼,肌肉也不够健壮,这就是饮料中咖啡因强烈刺激作用的结果。如果孕妇嗜好咖啡,还会影响胎儿的骨骼发育,诱发胎儿畸形,甚至导致胎儿死亡。

12. 水果不可代替蔬菜

有的孕妇认为多吃水果就可代替蔬菜,其实不然。水果在一定程度上与蔬菜类似,并不完全相等,更不能完全代替。

蔬菜在日常生活中的重要性仅次于粮食,是每日必备的食品。蔬菜除了自身的营养价值外,还能促进机体吸收蛋白质、碳水化合物和脂肪。在进食蛋白质的同时吃些蔬菜,进入胃中的消化液会比单吃蛋白质多得多。

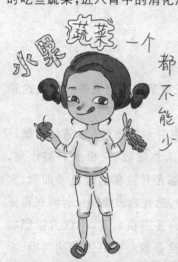

蔬菜和水果所含的碳水化合物在数量和功能上的差异也很大。大多数水果所含的碳水化合物是葡萄糖、果糖和蔗糖一类的单糖和双糖,因此,水果都有一定程度的甜味。大多数蔬菜所含的碳水化合物是淀粉一类的多糖,所以感觉不到甜味。不同的碳水化合物的消化吸收过程也不一样,葡萄糖、蔗糖进入小肠后,人体不加消化或稍加消化就可以直接吸收入血。而淀粉则需要各种消化酶在消化道内慢慢消化水解成单糖后,才缓缓吸收到血液中。水果中的葡萄糖、果糖、蔗糖很容易在肝脏变成脂肪,使人体发胖,尤其是果糖的这种作用更为显著,易使血液中甘油三酯和胆固醇升高,而吃蔬菜这种作用就不明显,有妊娠期糖尿病和糖耐量异常的孕妇就需要限制水果的摄入了。

水果有些功能是蔬菜也不能替代的,如多数水果所含的各种有机酸等能刺激消化液分泌,所以,饭后适量吃水果对消化有帮助。每天可适量吃些水果。

13. 孕妇忌全吃素食

有些妇女担心身体发胖,平时多以素食为主,不吃荤食,怀孕后加上妊娠反应,就更不想吃荤食了,结果形成了全吃素食。这种做法不科学,对胎儿视力有影响,甚至导致失明。

最近,国外有人用猫进行实验,结果表明,如果增加孕猫的牛磺酸食用量,有助于幼猫视力的正常发育;如果明显减少孕猫的牛磺酸食用量,则幼猫在胎儿期和出生后均出现持久的视力异常,部分孕猫在繁殖过程中还会出现严重的视网膜退化,个别的也会导致自身失明。

孕妇全吃素食,而不吃荤食,就会造成牛磺酸缺乏。因为荤食大多含有一定量的牛磺酸,再加上人体自身亦能合成少量的牛磺酸,因此正常饮食不会出现牛磺酸的缺乏。而对于孕妇来说,由于需要牛磺酸的量比平时增加,人体本身合成牛磺酸的能力又有限,加之全吃素食,则素食中很少含有牛磺酸,久之,必然造成牛磺酸缺乏。因此,从外界摄取一定数量的牛磺酸就十分必要了。这种摄取,当然要靠吃些荤菜来补充。我们提倡孕妇要多吃素食,注意荤素搭配。

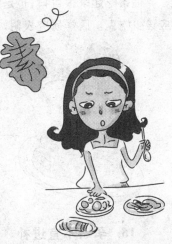

因此,我们告诫那些已怀孕而又不想吃荤食的妇女,为了自身健康,为了婴儿的正常发育,要适当食用些鲜鱼、鲜肉、鲜蛋、小虾、牛奶等含牛磺酸的荤食,以避免造成大人、孩子视力异常。

14. 孕期宜适量补碘

碘是人体必需的微量元素之一,是合成甲状腺素的主要原料。碘缺乏可引起甲状腺素合成减少以及功能减退,因此影响母亲和胎儿的新陈代谢。当孕期碘摄入量低于 25 微克/日时,新生儿可能发生地方性克汀病。孕期推荐每日碘摄入量为 200 微克/日,目前我国规定碘盐中碘的含量是每 10 克盐中含碘 200～400 微克,而世界卫生组织建议每天食盐用量不超过 6 克为宜,加之食盐中的碘在高温烹调中挥发,因此碘盐中的碘不能完全满足孕妇碘的需要。

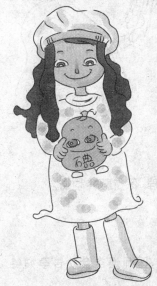

孕妇应增加含碘丰富的食品摄入,如海带、紫菜、海参、干贝、海鱼等,食用时还应注意烹调方式,避免碘损失。对于边缘性缺碘地区的孕妇应在医师的指导下服用含碘的维生素片,可预防和纠正碘缺乏。需要注意的是:药物补碘应慎重,一般认为,每天碘摄入量不超过 1 毫克应该是安全的。

15. 孕妇不宜吃油条

油条吃起来很可口,也是人们经常摆上桌的早餐食物。不过,一旦怀孕了还是应该少吃点。医学研究表明,油条在制作时需要加入一定量的明矾。一般来讲吃

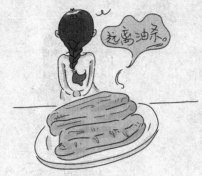

2 根油条就会使你摄取 3 克左右的明矾。要知道,明矾里面含有铝,而高浓度的铝对人的大脑有很大的损害作用。如果经常吃油条,明矾就会在身体里蓄积,天长日久体内会积累高浓度的铝。当铝通过胎盘进入胎儿体内时,便可导致胎儿的大脑发育受到损害,增大智力低下儿的发生率。

16. 孕期不宜进补

有些孕妇在孕期擅自进补,容易造成流产、早产等情况。以下的一些补品是孕期特别需要慎用的。

✿ **人参** 容易造成胎动不安,使胎儿受到损害,不利于安胎。

✿ **热性食品** 孕妇进补应遵循"宜凉禁热"的原则,孕期不能服用过于热性的食品,如狗肉、羊肉,一些香料如八角、茴香、桂皮、花椒等以及一些热性水果如榴莲等。这些食物容易造成便秘,用力解便时会使腹压增加,导致胎动不安、羊水早破流产等不良后果。

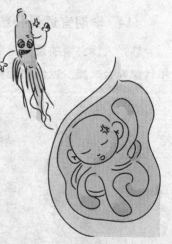

✿ **补药** 再好的补药也要经过人体代谢过程,因此会增加肝肾负担,还有一定的副作用,对孕妇和胎儿都会造成不同程度的影响。

产前进补应遵循医嘱,一定不要自以为是,擅自滥补,以免损害母体和婴儿的健康。如果孕妇无大恙,应根据胎儿生长发育的不同时期,合理进行饮食调理,保持营养均衡。

17. 孕早期保胎须知

除有流产、早产、多胎怀孕等怀孕并发症的孕妇之外,医师通常会劝告孕妇每

天从事固定量的运动,以维护健康及体力。一般的体操、游泳与温和的球类运动都是在容许范围内的,野外踏青、郊游也不会有问题。太过激烈或危险的运动,如踢足球、打篮球、攀岩、百米短跑等则要避免。

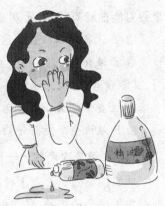

怀孕并不是生病,因此一般性的工作可以照常,但是有下列情形时,工作最好停止或转换其他工作:有流产、早产现象,或前置胎盘造成阴道出血时,必须停止工作;有妊娠高血压、怀双胞胎或胎儿体重过轻时,最好多休息;工作场所含有毒物时,最好调换工作场所,远离放射线剂量高的工作场所,如核能电厂、放射线检验室或治疗室;美容师、教师或护理人员因工作的性质常需久站,容易发生静脉曲张,应尽量减少站立的时间。

此外,孕妇要注意护肤品的使用,如尽量少用香熏美容护肤,尤其是怀孕 3 个月内的孕妇最好不用,因为香精油可能造成胎儿流产。孕妇可以化淡妆,但绝不能浓妆艳抹,因为化妆品中可能含有对人体不利的成分,进而对胎儿造成危害。

18. 定期进行产前检查

孕妈妈从怀孕开始,直到生产为止,会进行数次产前检查。孕妈妈只有按时做产检,日后才能将胎儿顺利产出。不可因人为疏忽或刻意不来,而影响自身及胎儿的安危。

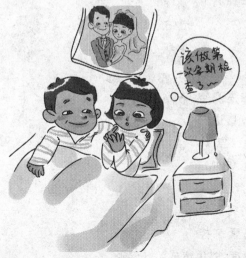

（1）第 1 次产检——12 周

准妈妈在孕期第 12 周时正式开始进行第 1 次产检,32 周之前每 4 周检查一次,32 到 36 周,每两周检查一次,36 周之后一周检查一次。一般医院会给妈妈们办理"孕产妇健康手册"。日后医师为每位孕妈妈做各项产检时,也会依据手册内记载的检查项目分别进行并做记录。检查项目主要包括:

❀ 测量体重和血压 医生通常会问孕妈妈未怀孕前的体重数,以作为日后准妈妈孕期体重增加的参考依据。整个孕期中理想的体重增加值为 10~12.5

千克。

❀ **听胎心** 医生运用多普勒胎心仪来听宝宝的心跳。

❀ **化验尿液** 主要是验准妈妈的尿糖及尿蛋白两项数值,以判断准妈妈本身是否可能血糖有问题、肾功能健全与否、是否有发生子痫的危险等。

❀ **身体各部位检查** 医师会针对准妈妈的甲状腺、乳房、骨盆来做检查。

❀ **血液化验** 主要是验准妈妈的血型、血红蛋白、肝功能、肾功能及梅毒、乙肝、艾滋病等,好为未来做防范。

❀ **检查子宫大小** 测量宫高和腹围,对检测以后胎儿的成长是否正常作准备。

❀ **B超检查** 胎儿是否正常发育。

(2) 第2次产检——13～16周

准妈妈要做第2次产检。除基本的例行检查外,准妈妈在16周至20周,可抽血做唐氏综合征筛检,若筛查异常,需进行羊膜穿刺,主要是看胎儿的染色体异常与否。

(3) 第3次产检——17～20周

准妈妈要做第3次产检。在孕期20周做超声波检查,主要是看胎儿外观发育是否有较大问题,医师会仔细量胎儿的头围、腹围、看大腿骨长度及检查脊柱是否有先天性异常。

(4) 第4次产检——21～24周

准妈妈要做第4次产检。22～26周,可行B超检查,主要是进行产前诊断检查胎儿各器官有无畸形,若有异常,及时终止妊娠。

(5) 第5次产检——25～28周

准妈妈要做第5次产检。在孕期第24周到28周需要行妊娠期糖尿病的筛检。孕妇先测空腹血糖,若>5.1,则诊断放GDM;若<5.1,进一步喝750g葡萄糖,测1h、2h后的血糖值,正常1h<10,2h<8.5。若任何一项异常,诊断为GDM。如果准妈妈确诊为妊娠期糖尿病,在治疗上,要采取饮食调整,如果调整饮食后还不能将餐后血糖控制在理想范围,则需通过注射胰岛素来控制,孕期不能使用口服的降血糖药物来治疗,以免造成胎儿畸形。

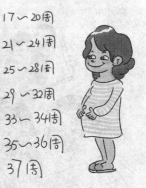

第1次 12周
第2次 13～16周
第3次 17～20周
第4次 21～24周
第5次 25～28周
第6次 29～32周
第7次 33～34周
第8次 35～36周
第9次 37周
第10次 38周

(6) 第6次产检——29～32周

准妈妈要做第6次产检。医师要陆续为准妈妈检查是否有水肿现象。由于大部分的子痫前期症状，会在孕期28周以后发生，如果测量结果发现准妈妈的血压偏高，又出现蛋白尿、全身水肿等情况时，准妈妈须多加留意，以免有子痫的危险。

另外，准妈妈在37周前，要特别预防早产的发生，如果出现阵痛，又合并有阴道出血或流水现象时，一定要立即送医院检查。

(7) 第7次产检——33～34周

准妈妈要做第7次产检。到了孕期34周时，准妈妈要做一次详细的超声波检查，以评估胎儿当时的体重及发育状况，并预估胎儿至足月生产时的重量。一旦发现胎儿体重不足，准妈妈就应多补充一些营养素；若发现胎儿过重，准妈妈在饮食上就要稍加控制，以免日后需要剖宫生产，或在生产过程中出现胎儿难产情形。开始行胎心监护。

(8) 第8次产检——35～36周

从36周开始，准妈妈愈来愈接近生产日期，每周检查1次，并持续监视胎儿的状态。

(9) 第9次产检——37周

37周进行第9次产检。由于胎动愈来愈频繁，准妈妈宜随时注意胎儿及自身的情况，以免胎儿提前出生。37周以后胎儿出生就属足月儿。

(10) 第10次产检——38周

从38周开始，胎位开始固定，胎头已经下来，并卡在骨盆腔内，此时准妈妈应有随时准备生产的心理。有的准妈妈到了41周左右，仍没有生产迹象就应考虑让医师使用催产素。

19. 孕期体重增长要适宜

理想的怀孕体重增长是：早孕期增加2公斤，孕中期增长5公斤，孕晚期增长5公斤，总共增长12公斤左右为宜。如果孕期体重增长过度，那是危险的信号。在孕期强调营养，但又不能营养过度，应保持合理的体重增长。

20. 孕早期饮食量参考

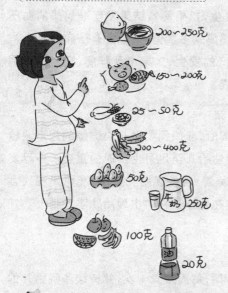

孕早期孕妇每日应摄入的食物量举例:

食物	每日应摄入量/克
主粮(稻米、面)	200～250 克
动物类食品(包括水产品)	150～200 克
杂粮(玉米、豆类等)	25～50 克
蔬菜(绿色蔬菜占 2/3)	200～400 克
蛋类(鸡蛋、鸭蛋等)	50 克
牛奶	250 克
水果	100 克
植物油(豆油、菜油等)	20 克

21. 早孕期妇女每天营养素给量表(以轻体力劳动者为例)

营养素	日供给量
热量	2300 千卡
钙	800 毫克
铁	18 毫克
锌	15 毫克
蛋白质	70 克
维生素 E	10 毫克
硫胺素	1.2 毫克
核黄素	1.2 毫克
尼可酸	12 毫克
抗坏血酸	60 毫克
视黄醇当量	800 毫克
维生素 D	5 微克

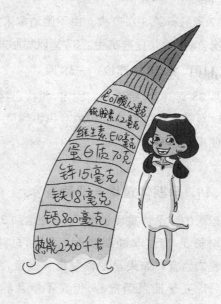

22. 孕早期食谱参考

❀ 早餐 蒸饼 100 克,米粥 1 碗(大米或小米 100 克),蒸鸡蛋 1 个,蔬菜适量。

❀ 加餐 牛奶 300 毫升,苹果 1 个。

❀ 午餐 面条 150 克,瘦肉 50 克,黄瓜 50 克,调料适量。

❀ 加餐 炸馒头片 50 克,橘子 1 个。

❀ 晚餐 米饭 120 克,鱼 100 克,西红柿 100 克,胡萝卜 50 克,调料适量。

(注:米饭、馒头、面条重量系指米面干重)

以上菜谱,米饭可换成等量面食,各种蔬菜、水果也都可以经常变换品种,还可以增加一些鱼、虾、海带、鸡等食物。

23. 准爸爸做好准妈妈的后勤总管

准爸爸从这个月开始就应该:

❀ 主动承担一些家务,减轻准妈妈的体力劳动消耗,保证她有充分的休息和睡眠。

❀ 温柔体贴准妈妈,安抚她不安的情绪。

❀ 把房间布置得干净温馨,可以添置准妈妈喜欢的物品和宝宝海报。

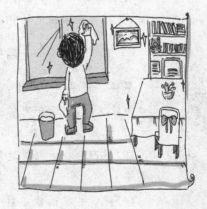

❀ 对有妊娠反应的准妈妈,准爸爸要更加悉心关照,在准妈妈反应时多给予协助,为她准备可能接受的食物。

❀ 给准妈妈添置防辐射衣,电脑防辐射屏等用品,叮嘱准妈妈远离家中的辐射源:微波炉、电脑、电热毯等。

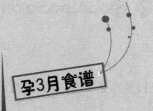

什锦烧豆腐

原料　干虾米10克,豆腐200克,淀粉5克,葱、姜末各2.5克,瘦猪肉25克,虾子2.5克,火腿25克,鸡肉50克,料酒25克,酱油15克,笋尖25克,冬菇25克。

做法　(1)先将豆腐洗净,切成方块,待用。

(2)泡好的冬菇切成小片;火腿、笋尖、鸡肉、猪肉等均分别切成片。

(3)锅置火上,放油烧热,放姜末虾子,炒后立即放入豆腐和切好的肉片、鸡片、火腿片、笋片等,并倒入酱油、料酒炒匀,加入肉汤,待烧开后倒入沙锅内,移在文火上煮十余分钟即成。

功效解析　豆腐嫩香,菜软烂。此菜营养丰富,尤其铁含量更高,是防治妊娠缺铁性贫血的保健佳肴。

酱牛肉西兰花

原料　酱牛肉100克,西兰花1个,番茄沙司适量。

做法　(1)将酱牛肉切成片,西兰花瓣成小块。

(2)锅里水烧沸,放入切好的酱牛肉略烫一下后,捞出。

(3)将西兰花放入烫过酱牛肉的沸水中,加少许盐烫熟后,捞出沥干水分。

(4)将西兰花摆放在盘子中间,然后将烫好的牛肉片摆在上面,淋上少许番茄沙司。

功效解析　酱牛肉含有多种营养,对孕妈妈的身体有很好的滋养作用。但超市里购买的已经做熟的酱牛肉,一般比较咸,不适合直接食用。用开水焯一下后拌食,既能减少盐分的摄入,又能减少一定量的油脂摄入,保证了营养的吸收,一举多得。

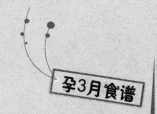

麻酱油麦菜

原料 油麦菜4棵,芝麻酱2匙,盐1克。

做法 (1)油麦菜洗净,切成5厘米左右的段。

(2)将芝麻酱内加少许盐,然后用水调稀、调匀。

(3)将油麦菜平铺在盘内,将芝麻酱浇上拌匀即可。

功效解析 油麦菜的维生素含量丰富,而芝麻酱内铁的含量非常丰富,比猪肝高1倍,比鸡蛋黄高6倍,且含钙量仅次于虾皮。同油麦菜一起凉拌食用,既会让准妈妈胃口大开,又能够提供孕期所需的营养。

小米红枣粥

原料 小米100克,红枣50克。

辅配料 红豆、红糖。

做法 (1)红豆洗净泡涨后,先加水煮至半熟。

(2)再加入洗净的小米、红枣,煮至烂熟成粥,以红糖调味,即可。

功效解析 小米含有蛋白质、脂肪、钙、胡萝卜素和维生素B_1、维生素B_2,红枣含有维生素C,红豆的蛋白质丰富,三味互补,是一种具有较高营养价值的益智粥品。

芝士手卷

原料 紫菜和芝士各1片,生菜1片,番茄1/2个,沙拉酱适量。

做法 (1)生菜洗净、撕开;番茄洗净,切片。

(2)铺上紫菜,依次排上芝士、生菜、番茄片。

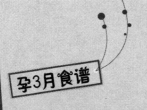

(3)淋上沙拉酱并卷起即可。

功效解析 紫菜、芝士均富含钙质,只是芝士盐分偏高,如准妈妈有高血压或水肿的情况,最好限量食用。

鲜虾海鲜饭

原料 鲜虾6只,胡萝卜丁200克,豌豆100克,新鲜米饭1碗,鸡蛋2个,小油菜200克,盐1克,食用油适量。

做法 (1)将大虾洗净,去掉外壳和头部,控干水分。

(2)小油菜择洗干净,切段。

(3)锅里烧上水,将胡萝卜丁和豌豆粒焯一下;

(4)炒锅内放入少许油,烧至五成热量,放入大虾,小火煎熟后盛出。

(5)利用锅内剩下的油,再加少许油后,放入小油菜、胡萝卜丁和豌豆粒,略炒后,加入少许料汁调味后盛出。

(6)将鸡蛋煎成荷包蛋。

(7)盛出一碗米饭,倒入炒好的小油菜、胡萝卜丁和豌豆粒,拌匀。

(8)将煎好的虾和荷包蛋摆在上面就可以了。

功效解析 此菜色香味俱佳,营养又丰富,能引起孕妈妈的食欲,适合孕妈妈补充营养。

孕中期篇

（13~27周）

★ 孕4月膳食营养及饮食指导
★ 孕5月膳食营养及饮食指导
★ 孕6月膳食营养及饮食指导
★ 孕7月膳食营养及饮食指导

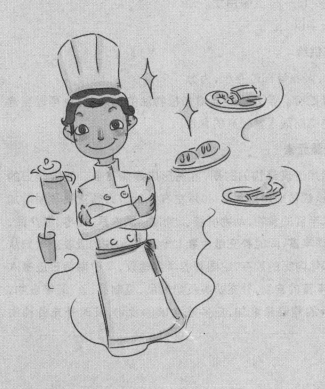

孕中期的营养需求

孕中期是指妊娠第 4~7 个月,这是胎儿发育生长最兴旺最迅速的时期,对营养的需求甚大。因此,这一阶段饮食的原则是量多质高,各种营养物质的数量要多,质量要求也较高,蛋白质、糖、维生素、矿物质和微量元素都不可缺少。所以这一时期准妈妈要特别注重营养,通过合理的膳食搭配,进食各种食物,科学合理地摄入各方面的营养,保证自身和胎儿的营养需要。

(1) 增加热量

由于孕中期基础代谢加强,对糖的利用增加,应在孕前基础上增加 200 千卡能量(0.8 千焦),每天主食摄入量应达到或高于 400 克(8 两),并且精细粮与粗杂粮搭配食用。热量增加的程度可视孕妇体重的增长情况、劳动强度而定。

(2) 保证优质足量的蛋白质

为了满足母体和胎儿组织增长的需要,并为分娩消耗及产后乳汁分泌进行适当储备,应增加蛋白质摄入量,每天比妊娠早期多 15~25 克蛋白质。动物蛋白质占全部蛋白质的一半以上。

(3) 保证适宜的脂肪供给

脂肪开始在腹壁、背部、大腿等部位存积,为分娩和产后哺乳作必要的能量贮存。孕妇应适当增加植物油的摄入量,也可适当选食花生仁、核桃、芝麻等必需脂肪酸含量较高的食物。

(4) 多吃无机盐和微量元素

孕中期是孕妇血容量增加速度最快的时期,容易形成妊娠贫血。我国孕妇的铁营养状况不佳,孕中期缺铁性贫血患病率达 30％左右,因此,必须重视孕期增加铁的摄入量。应当多吃含铁丰富的食物,动物肝脏、动物血、黑木耳、大枣、海产品、豆类、干果、瘦肉、菠菜等含铁丰富,同时补充维生素 C 也能增加铁的吸收。孕妇从孕中期开始加速钙的吸收和体内钙的贮存,中国营养学会建议,孕中期每日应摄入钙 1000 毫克。应多吃含钙丰富的食物,补充奶类及奶制品、豆制品、鱼、虾等食物,也可服用钙片。孕中期对碘的需要量增加,应多吃含碘的食物,及时补充各种海带、紫菜及海产品。

(5) 增加维生素的摄入量

孕中期对叶酸、维生素 B_{12}、维生素 B_6、维生素 C 以及其他 B 族维生素的需要量增加,应增加食物的摄入。这要求孕中期选食米、面并搭配杂粮,保证孕妇摄入足够的热量和避免硫胺素摄入不足,同时应注意烹调加工合理,少食多餐,每日 4~5 餐以满足孕妇和胎儿的要求。多吃各种新鲜水果可以补充维生素 C,含维生素 C 丰富的食物有柿椒、菜花、雪里红、白菜、西红柿、黄瓜、四季豆、油菜、柠檬、鸭梨、苹果等。

孕中期的饮食原则

孕中期是胎儿迅速发育的时期,处于孕中期的准妈妈体重迅速增加。这时,准妈妈要补充足够的热量和营养素,才能满足自身和胎儿迅速生长的需要。孕中期应做到缺什么,补什么,缺多少,补多少,既要注意营养不良,又要防止营养过剩,切忌盲目乱补。一则是避免营养不均衡,二则是避免孕期过胖,产后减肥困难。要结合孕中期的供给量标准,注意饮食结构安排,荤素搭配,粗细配合,混合摄入,花样齐全,真正使机体处于营养平衡的良好状况。

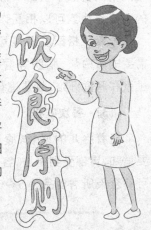

健康孕育小提醒

这段时期孕吐已消失,准妈妈食欲较好,胎儿生长发育较快,因此,准妈妈孕妇要充分吸取营养以保证母婴的需要,但对碳水化合物类食物不要摄入过多,要充分保证钙、磷、铁、蛋白质、维生素的摄入量,并适当增加粗粮及含钙食品。

❀ **营养原则 1** 荤素兼备、粗细搭配,食物品种多样化。

❀ **营养原则 2** 避免挑食、偏食,防止矿物质及微量元素的缺乏。

❀ **营养原则 3** 避免进食过多的油炸、油腻的食物和甜食(包括水果),防止出现自身体重增加过快。

❀ **营养原则 4** 适当注意补充含铁丰富的食物,如动物肝、血和牛肉等,预防缺铁性贫血。同时补充维生素 C 也能增加铁的吸收。

❀ **营养原则 5** 孕妇对钙的需求有所增加,多食用含钙较多的食物,如奶类、豆制品、虾皮和海带等。

孕中期的膳食安排

(1) 膳食构成和量

每天应有谷类主食 350～500 克,如米、面、玉米、小米等。动物性食物 100～150 克,动物内脏 50 克,每周至少 1～2 次。水果 100～200 克。蔬菜 500～750 克。奶及其制品 250～500 克。豆及其制品 50 克。油脂类 25 克。

(2) 注意两个搭配

粗细粮的搭配。长期食用的精白米和精白面这类精制食品中缺乏 B 族维生素,而粗粮含有丰富的 B 族维生素可以相互弥补,使营养摄入更全面。

荤素菜搭配。荤菜可以提供胎儿生长发育所需要的蛋白质、脂肪等营养素,但缺乏素菜中的维生素和膳食纤维,故要进行食物互补。

(3) 餐次安排

随着胎儿的增长,腹部胀大,各种营养物质需要增加,胃部受到挤压,容量减少,应选择体积小、营养价值高的食品,要少食多餐,可将全天所需食品分 5～6 餐进食,可在两个正餐之间安排加餐,补充孕期需要增加的食品和营养,另外,当机体缺乏某种营养时可在加餐中重点补充。

健康孕育小提醒

由于孕妇的不同时期有不同的特点,故应因人而异,灵活掌握,记住平衡膳食是"金"。

(4) 分配比例

早上的热量占全天总热量的 30%,要吃得好;中午至下午的热量占全天总热量的 40%,要吃得饱;晚上的热量占全天总热量的 30%,要吃得少。

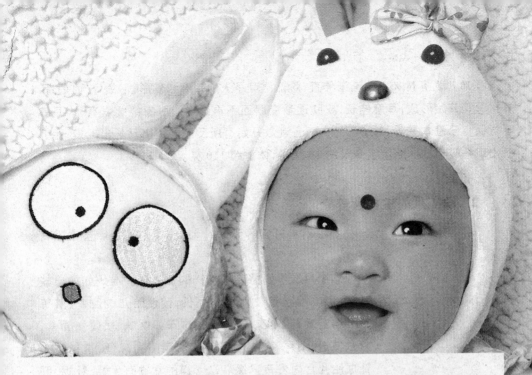

孕4月膳食营养及饮食指导

part 1

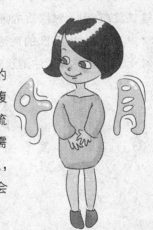

1. 孕4月母体变化与胎儿发育情况

❈ **母体变化**　孕13周到16周为孕4月。孕早期的疲劳、恶心以及尿频现象都已经减少。现在子宫增大，腹部也隆起，看上去已是明显的孕妇模样。虽然孕4月流产的几率大大地减少了，但是有过流产史的孕妇依然需要注意保胎，也不必过于担心，因为这时胎盘已经形成，妈妈与胎儿已经紧密地连成一体了。一些经产妇可能会感觉到胎动。

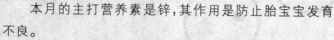

❋ **胎儿发育情况** 头渐渐伸直,脸部已有了人的轮廓和外形,下颌骨、面颊骨、鼻梁骨等开始形成,耳廓伸长,皮肤逐渐变厚而不再透明。肌肉继续发育,内耳等听觉器官已基本完善,对子宫外的声音刺激开始有所反应。头皮已长出毛发,胎儿已出现呼吸运动。胎宝宝身长约 16 厘米,体重约 110 克。

2. 孕 4 月的主打营养素

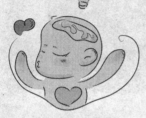

本月的主打营养素是锌,其作用是防止胎宝宝发育不良。

这个月准妈妈需要增加锌的摄入量。准妈妈如果缺锌,会影响胎宝宝在宫内的生长,会使胎儿的脑、心脏等重要器官发育不良。缺锌会造成孕妈咪味觉、嗅觉异常,食欲减退,消化和吸收功能不良,免疫力降低,这样势必造成胎儿宫内发育迟缓。富含锌的食物有生蚝、牡蛎、肝脏、口蘑、芝麻、赤贝等,尤其在生蚝中含量尤其丰富。

3. 孕 4 月的营养需求及饮食原则

呕吐及压迫感等不舒服的症状逐渐消失,身心安定,但仍须小心。此时乃胎盘完成的重要时期,最好保持身心的平静,以免动了胎气。为了使胎儿的发育良好,必须摄取充分的营养,蛋白质、钙、铁、维生素等营养素也要均衡,不可偏食。此时有可能出现妊娠缺铁性贫血,因此对铁质的吸收尤其重要。

进入本月,流产的危险性变得很小,但是对于饮食营养的关注则丝毫不能放松。应增加各种营养摄入量,尽量满足胎儿迅速生长及母体营养存储的需要。如增加主食摄入,一般来说,孕中期每日主食摄入应在 400~500 克之间,这对保证热量供给、节省蛋白质有着重要的意义。增加动物性食物以及豆类豆制品。同时尽量避免过分刺激的食物,如辣椒、大蒜等。另外,孕妇应多吃海产品,多吃鸡蛋。膳食宜粗细搭配、荤素搭配,不要吃得过精,造成某些营养元素吸收不够。

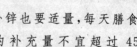

健康孕育小提醒

补锌也要适量,每天膳食中锌的补充量不宜超过 45 毫克。

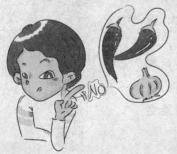

而且很多粗粮有着意想不到的食疗作用。

4. 孕期为何易缺钙

在整个怀孕过程中,孕妇会由胎盘主动供给胎儿所需的钙,因此钙的需要量会在孕期明显增加。一般来说,女性在非怀孕期平均每天需要约 800 毫克钙,而在怀孕期间,孕早期每天必须摄入 1000～

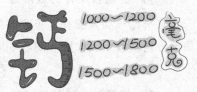

1200 毫克的钙,孕中期应达到 1200～1500 毫克,孕晚期则应保证天天摄入 1500～1800 毫克钙。而这仅靠从食物中补充是远远不够的。一旦血钙浓度过低,就可能会动用储存于全身的骨钙,令妊娠中期出现抽筋、腰腿酸痛、骨关节痛、浮肿等现象,严重时甚至会导致骨质疏松、牙齿松动、产后乳汁不足等。所以,在保证饮食中钙摄取量充足的前提下(如多喝牛奶、多吃瘦肉),还应该在妊娠中晚期额外服用一些钙片。

5. 孕期缺钙对准妈妈的影响

孕妇缺钙可表现出低血钙的症状,母体缺钙后,通过机体的自身调节,通过分泌的降钙素的变化来保住母体骨骼中的钙不被过多地再吸收进入血液。同时,为了保持血液中钙浓度的平衡,因而动用肌肉、结缔组织中的钙,致使孕妇在妊娠中晚期多有小腿腓肠肌痉挛(抽筋)、腰腿酸痛、骨关节痛、浮肿等现象。如不及时补钙,就会使体内由钙代谢的代偿期演变为失代偿期,可引发高血压、难产、骨质疏松、骨软化症、牙齿松动等危害更大的疾病。

近年来大量的研究证明,孕妇妊娠高血压症的发生与缺钙关系密切,因为缺钙、血钙浓度低下与高血压有明显的相关。研究证明,自怀孕中期开始补钙后,妊娠高血压症的发生率明显降低,即使发生病情也较轻。

6. 母体缺钙对宝宝的影响

胎儿钙的摄取依赖于母亲,如果孕妇摄入的钙不足,胎儿得不到足够的钙,将导致胎儿骨骼及牙齿发育不良;出生后还极易患颅骨软化、前囟门闭合异常、鸡胸或漏斗脑等先天性佝偻病的发生;新生儿期因血液中钙浓度低,可出现低钙惊厥;也容易发生新生儿先天性喉软骨软化病;婴儿期出牙晚等。

7. 补钙注意事项

(1) 少量多次补钙效果好

这样比一次大量补钙吸收效果好。在吃钙片的时候,可以选择剂量小的钙片,每天分两次或三次口服。同样 500 毫升牛奶,如果分成 2～3 次喝,补钙效果要优于 1 次全部喝掉。

(2) 选择最佳的补钙时间

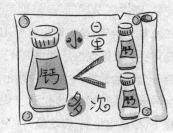

钙容易与草酸、植酸等结合,影响钙的吸收,因此补钙最佳时间应是在睡觉前、两餐之间。注意要距离睡觉有一段的时间,最好是晚饭后休息半小时即可,因为血钙浓度在后半夜和早晨最低,最适合补钙。

(3) 骨头汤不是最好补钙方式

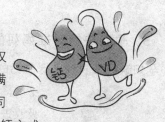

用 1 公斤肉骨头煮汤 2 小时,汤中的含钙量仅 20 毫克左右,因此,用肉骨头汤补钙是远远不能满足需要。另外,肉骨头汤中脂肪量很高,喝汤的同时也摄入了脂肪,孕妈妈可不要将此作为唯一的补钙方式。

(4) 补钙同时适量补充维生素 D

维生素 D 能够调节钙磷代谢,促进钙的吸收。除了服用维生素 D 外,也可以通过晒太阳的方式在体内合成。每天只要在阳光充足的室外活动半小时以上就可以合成足够的维生素 D。而服用过量反而会引起食欲减退、乏力、心律不齐、恶心、呕吐等副反应。

(5) 补钙并非越多越好

孕妈妈过度补钙,会使钙质沉淀在胎盘血管壁中,引起胎盘老化、钙化,分泌的羊水减少,胎宝宝头颅过硬。这样一来,宝宝无法得到母体提供的充分营养和氧气,过硬的头颅也会也会使产程延长,宝宝健康受到威胁。

8. 影响钙吸收的克星

(1) 草酸——菠菜、苋菜、竹笋等蔬菜

怀孕后,很多孕妈妈开始注意多吃蔬菜水果。但是,有些有涩味的蔬菜含有草

酸,草酸在肠道中可与钙结合形成不溶性的沉淀,影响钙的吸收。因此,建议孕妈妈每天吃蔬菜、水果 500～750 克即可。也可以将这些蔬菜用水先焯一下,去掉涩味后再烹饪。

(2) 植酸——大米、白面

大米和白面中所含的植酸,与消化道中的钙结合,产生不能为人体所吸收的植酸钙镁盐,大大降低人体对钙的吸收。因此,孕妈咪可先将大米用适量的温水浸泡一会,这样米中的植酸酶将大部分植酸分解;而发酵后的面食分泌出植酸酶也能将面粉中的植酸水解,避免影响身体对钙的吸收。

(3) 磷酸——碳酸饮料、可乐、咖啡、汉堡包等

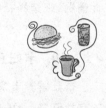

正常情况下,人体内的钙:磷比例是 2:1,然而,如果孕妈妈过多地摄入碳酸饮料、可乐、咖啡、汉堡包、比萨饼、动物肝脏、炸薯条等大量含磷的食物,使钙:磷比例高达 1:10～20,这样,过多的磷会把体内的钙"赶"出体外。

(4) 钠——盐

孕妈妈摄入过多盐分会影响身体对钙的吸收,同时还可能导致人体骨骼中钙的更多流失。这是因为盐中含有钠,而肾脏每天要把多余的钠排出体外,每排泄 1000 毫克的钠,就会同时耗损 26 毫克的钙。所以孕妈咪饮食还是以清淡为主。

(5) 脂肪酸——油脂类食物

脂肪分解的脂肪酸(尤其饱和脂肪酸)在胃肠道可与钙形成难溶物,使钙的吸收率降低。因此,孕妈妈要合理安排好膳食,不要吃过于油腻的东西。

9. 孕期是否需要一直补钙

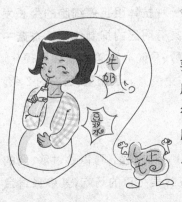

是否需要额外补充钙制剂,以及补充多少,需要根据不同孕期所需的钙量以及准妈妈日常饮食所摄入的钙量来确定。一般来说,我们提倡通过均衡饮食以及提高奶制品的摄入量来满足准妈妈及胎儿对钙的需求。当饮食上无法满足需求时,再考虑补充钙制剂。

一般孕早期需要 800 毫克/天,怀孕中期需要

1200 毫克/天，到了妊娠晚期及哺乳期需要 1500 毫克/天。但是一般人的膳食每天只能补充 300～400 毫克，所以孕妇普遍存在钙不足的现象。补钙的方法可以通过喝牛奶或者豆浆来补充，每 1 毫升牛奶可以补 1 毫克钙，所以如果每天喝 2 袋奶，也就是 500 毫升，那么就可以补 500 毫克钙，这在怀孕早期就足够了。到了中晚期，最好能喝 3 袋奶，再加上食

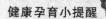

健康孕育小提醒

　　因为人体血钙水平在凌晨 2:00～3:00 最低，此时容易抽筋，所以，最好在睡前喝一袋奶或服用钙片。

物中的钙，也就够了。但是如果不能喝奶，或者不喜欢喝奶，就需要根据自己的饮食情况，来选择补钙的制剂。

10. 孕妇宜吃香菇

　　香菇营养丰富，多吃能强身健体、增加对疾病的抵抗能力、促进胎儿的发育。还有补肝肾、健脾胃、益智安神、美容养颜之功效，是一种优质的健康食品，可以经常食用。营养学家对香菇进行了分析，发现香菇内有一种一般蔬菜缺乏的物质，它经太阳紫外线照射后，会转化为维生素 D，被人体利用后，对于增强人体抵抗疾病的能力起着重要的作用。香菇除了具有抗病毒活性的双链核糖核酸类以外，还含有一种多糖类。试验证明多糖类虽不直接杀伤病毒，但能通过增强免疫力来提高机体对病毒的抗击力，具有明显的抗肿瘤活性和调节机体免疫功能等生物作用。

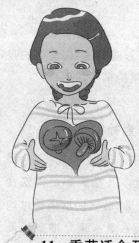

　　香菇是一种高蛋白、低脂肪的"健康食品"，它富含 18 种氨基酸，其中人体所必需的 8 种氨基酸就占了 7 种，而且多属于 L 型氨基酸，活性高，易吸收。香菇中还含有 30 多种酶，有抑制血液中胆固醇升高和降低血压的作用。香菇中含有的干扰素诱生剂能抑制病毒的繁殖。香菇中有一种"滤过性病毒体"，能作为一种抗体阻止癌细胞的生长发育，对已突变的异常细胞也具有明显的抑制作用。香菇中含有的腺嘌呤，可降低胆固醇、预防心血管疾病和肝硬化。孕产妇经常食用能增强机体免疫力。适用量:每次约 2 朵。

11. 香菇适合孕产妇的吃法

　　香菇的食用方法很多，可以单独食用，也可与鸡鸭鱼肉相配;可以通过炒、烧的方法烹调出美味的菜肴，也可通过煮、炖的方法做成鲜美可口的汤吃，其中最适合

孕产妇的食用方法就是煲汤,不仅不会刺激胃肠道,还有利于营养物质的消化吸收。

12. 浸泡香菇不宜用冷水

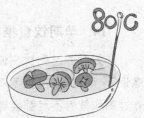

香菇营养丰富,肉质嫩滑、风味独特,按不同季节分为冬菇、秋菇和春菇,其中以冬菇最好;按不同质地又分为花菇、厚菇和薄菇,当中以花菇最好。优质的冬菇和花菇菇盖(又称菇伞)大且肉厚浑圆,盖边完整,色泽鲜明,气味香浓,菇柄切口粗圆,紧贴菇盖底部;冬菇菇盖表面少皱,花菇菇盖少裂纹。香菇基本上是干制品,水发后才能食用。因此,泡浸和清洗香菇要注意,不宜用冷水,因为香菇含有核酸分解酶,只有用80℃的热水泡浸时,这种酶才能催化香菇中的核糖核酸,分解出具有香菇独特鲜味的5-乌苷酸。

健康孕育小提醒

水发后的香菇彻底洗去泥沙很关键。很多人在清洗发好的香菇时,喜欢用手抓洗,这样虽然表面洗净了,但菌褶里的泥沙并没有洗净这样在食用时会感到牙碜。另外,如果反复抓洗,不仅会使营养受到破坏,而且还容易损坏外观。正确的方法是:在洗香菇时,用几根筷子或手在水中朝一个方向旋搅,这时香菇表面及菌褶部的泥沙会随着旋搅而落下来,反复旋搅几次,就能彻底把泥沙洗净。但要注意,不能朝相反的方向来回旋搅,否则沙粒不仅落不下来,而且已落下来的沙粒还会被反转的水流重新卷入到菌褶中。

13. 怀孕三个月以后还要再吃叶酸片吗?

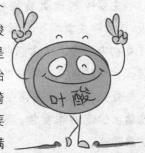

一般来说,叶酸吃到怀孕三个月即可停止,并非整个孕期都有必要服用叶酸。什么时候开始和停止服用叶酸与孕期不同阶段胎儿的发育有关。服用叶酸主要目的是预防胎儿先天性神经管畸形,主要作用于怀孕初期胚胎发育的第3周和第4周,此时叶酸缺乏可引起神经管畸形。进入孕中期以后,相关的发育已经完成,所以不需要再特意补充叶酸,只要保证均衡膳食即可。因此,怀孕满三个月就可以停止服用叶酸了。

但整个孕期都一直服用也不会对你和宝宝产生有害影响。而且还可以预防贫血(巨幼细胞性贫血)及妊娠的其他合并症如胎盘早剥、早产、妊娠高血压疾病等。怀孕中晚期服用的叶酸剂量与怀孕早期相同。

14. 孕期饮食推荐"九个一"

孕妇营养过剩比例偏高,超过半数的孕妇自认孕期营养知识不足。专家由此建议,孕期营养"过犹不及",饮食推荐摄入"九个一"。孕期营养并非越多越好。营养过剩和营养不足都会影响母亲健康和胎儿正常发育。

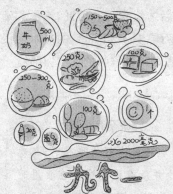

孕期多种并发症如妊娠期糖尿病、妊高征、高血脂等,均与饮食不当有关。孕期饮食应每天达到"九个一"标准,包括:

1 杯至 2 杯奶制品(约 500 毫升);1 份粮食(250 克至 300 克)、粗细粮搭配;1 份蔬菜(250 克);1 个到 2 个水果(150 克至 300 克);100 克豆制品;100 克肉类;1 个鸡蛋;一定量的调味品油(20 克至 25 克)、盐 6 克,不用或少用糖;一定的饮水量(2000 毫升)。

15. 肥胖孕妇的饮食安排

孕妇肥胖可导致分娩巨大儿,并造成妊娠糖尿病、妊娠高血压综合征、剖宫产、产后出血等并发症增多。因此妊娠期一定要合理营养,平衡膳食,不可暴食,注意防止肥胖。已经肥胖的孕妇,不能通过药物来减肥,可通过调节饮食来控制体重过度增长。

(1) 控制进食量

主要控制糖类食物和脂肪含量高的食物,米饭、面食等主食均不宜超过每日标准供给量。动物性食物中可多选择含脂肪相对较低的鱼虾蛋奶,少选择含脂肪量相对较高的猪牛羊肉,并可适当增加一些豆类,这样可保证蛋白质的供给,又能控制脂肪量。少吃油炸食物、坚果类食物,这类食物含脂肪量较高。

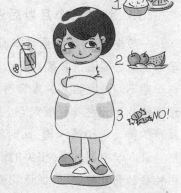

(2) 多吃蔬菜水果

主食和脂肪含量减少后,往往饥饿感较严重,可多吃些蔬菜水果,注意要选择含糖分少的水果,既缓解饥饿感,又可增加维生素和有机物的摄入。

(3) 养成良好的膳食习惯

有的孕妇喜欢吃零食,边看电视边吃东西,不知不觉进食了大量的食物,这种习惯非常不好,容易造成营养过剩。肥胖孕妇要注意饮食有规律,按时进餐。可选择热量比较低的水果做零食,不要选择饼干、糖果、瓜子仁、油炸食品等热量比较高的食物做零食。

16. 孕妇禁食薯片薯条

研究表明,孕妇和哺乳期的妈妈们应当尽量少食、甚至禁食法式炸薯条、薯片或其他含有化学物质丙烯酰胺的食物,因为胎儿和新生儿特别容易受到丙烯酰胺——一种可能致癌的化学物的危害,能够对神经造成损害的丙烯酰胺很容易进入他们幼嫩的大脑,造成威胁。

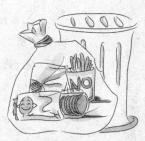

17. 孕期为何应保证维生素的摄取

人体只能合成少量的维生素,但合成的维生素不能满足正常人的需要。因此,孕妇在怀孕前、怀孕中、生产后,必须依靠额外补充维生素,才能保证孕妇、母亲与孩子的健康。

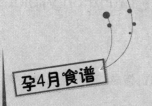

孜然鱿鱼

原料 鲜鱿鱼1只,白醋、料酒、孜然、葱末、姜片、蒜茸各适量。

做法 (1)将鱿鱼剪开,把墨囊取出,剥下皮,剪去内脏并冲洗干净。

(2)将鱿鱼切成花刀片,放在沸水中焯一下,捞出沥干。

(3)锅中放油烧热后,放入葱末、姜片炝锅后,倒入鱿鱼快速翻炒,再放入白醋、料酒、孜然,将鱿鱼炒熟透。

功效解析 鱿鱼含有丰富的蛋白质,其中的矿物质尤以钙、磷、铁、硒、钾、钠为丰富。对宝宝骨骼发育和造血十分有益。另外较之其他的产品,其锌含量仅次于牡蛎。

木耳青菜豆腐虾丸汤

原料 虾仁200克,豆腐150克,猪肉(肥)100克,木耳30克,空心菜180克,鸡蛋清30克。

辅配料 黄豆粉15克。

调料 盐4克,香油10克,白酒5克。

做法 (1)把虾剥壳去肠,洗净沥干,豆腐搅碎,肥猪肉煮熟切碎。

(2)虾仁和肥猪肉放在碗内,加少许盐、麻油、蛋白和豆粉,一起搅匀。然后用手把虾仁猪肉碎挤捏成丸子,放水中煮熟。

(3)空心菜洗净,去叶,切成4份,用开水焯一焯,木耳浸软,洗净去蒂。

(4)起锅把水煮开,放入丸子、空心菜和木耳,再滚片刻,然后用酒和盐调味即可。

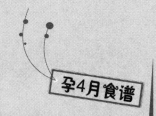

功效解析 虾仁营养丰富,肉质松软,易消化;豆腐蛋白属完全蛋白,比例接近人体需要,营养价值很高。

茭白炒鸡蛋

原料 茭白100克,鸡蛋50克,植物油10克。

调料 盐、葱花、高汤适量。

做法 (1)将茭白去皮、洗净,切成丝;鸡蛋磕入碗中,加入盐调匀。

(2)将植物油放入锅中烧热,葱花爆锅,放入茭白丝翻炒几下,加入盐及高汤,炒干汤汁,待熟后盛入盘内。

(3)另起锅放入植物油烧热,倒入鸡蛋液,同时将炒过的茭白放入,一同炒拌,待鸡蛋熟后装入盘即可。

功效解析 茭白的营养丰富,含较多的碳水化合物、蛋白质、脂肪、纤维,还含有赖氨酸等17种氨基酸,其中苏氨酸、甲硫氨酸、苯丙氨酸、赖氨酸等为人体所必需的氨基酸,能补充人体的营养物质,具有健壮机体的作用。

竹笋炒牛肉

原料 鲜竹笋100克,牛肉150克。

调料 姜片、盐、酱油、料酒、淀粉。

做法 (1)将鲜竹笋切成薄片;牛肉切片,加盐、酱油、料酒及湿淀粉调匀码味。

(2)锅内放油烧热,放入姜片炒香,放入牛肉翻炒,放入竹笋炒断生即可。

功效解析 竹笋、牛肉都是高蛋白食品,含有钙、铁及维生素B_1、维生素B_2等。牛肉具有补脾胃、益气血、强筋骨之功效。竹笋

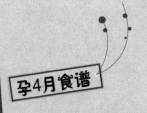

富含纤维素,具消食和中、益气开胃之功效,尤其适合食欲不振、消化不良的孕妇。

牡蛎粥

原料 鲜牡蛎肉100克,糯米100克,大蒜末50克,猪五花肉50克,料酒10克,葱头末25克,胡椒粉1.5克,精盐10克,熟猪油2.5克。

做法 (1)糯米淘洗干净备用,鲜牡蛎肉清洗干净,猪五花肉切成细丝。

(2)糯米下锅,加清水烧开,待米稍煮至开花时,加入猪肉、牡蛎肉、料酒、精盐、熟猪油,一同煮成粥,然后加入大蒜末、葱头末、胡椒粉调匀,即可食用。

功效解析 牡蛎肉味极鲜美,是优良的营养食品,牡蛎气味咸平、微寒,可供药用。牡蛎粥可以对维生素D缺乏病有疗效。

豆沙包

原料 面粉250克,红豆沙馅150克。

辅配料 鲜酵母适量。

做法 (1)将鲜酵母加温水搅开,调成糊状,倒入面粉,再加水拌和揉透,静置2小时。

(2)将面团搓条,摘成胚子,再擀成中间厚、周围薄的圆形皮,将红豆沙馅包入皮中,做成豆沙包。

(3)豆沙包上笼后搁置20分钟,用旺火沸水蒸15分钟左右即可。

功效解析 红豆含丰富的不饱和脂肪酸,不含胆固醇,而且含有丰富的高质素蛋白质、维生素B、纤维、钙质及锌等,可补充胎儿需要的各种营养素。

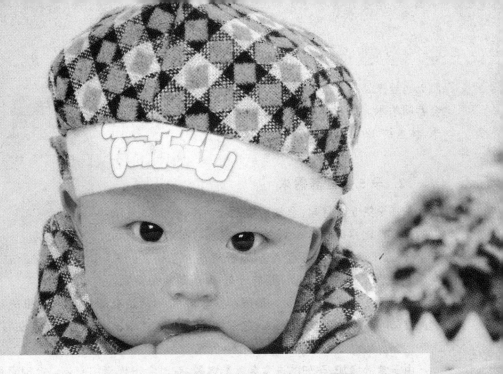

孕5月膳食营养及饮食指导

part 2

1. 孕5月母体变化与胎儿发育情况

❀ **母体变化** 孕17周到20周为孕5月。下腹部明显突出,此时子宫底高度平脐。乳房比以前膨胀得更为显著,有些孕妈妈还能挤出透明、黏稠、颜色像水又微白的液体。臀部也因脂肪的增多而显得浑圆,从外形上开始显现出较从前丰满的样子。在第5个孕月末开始,有的准妈妈可以感觉到胎动。

❀ **胎儿发育情况** 胎儿的头已占全身长的1/3,头部及身体上呈现出薄薄的胎毛,手指脚趾长出指甲,并呈现出隆起,耳朵的入口张开;牙床开始形成;头发、眉毛齐备;由于皮下脂肪开始沉积,皮肤变成半透明,但皮下血管仍清晰可见;骨骼和

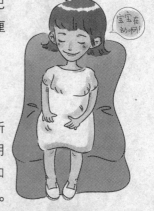

肌肉也越来越结实。开始出现吞咽、排尿功能,胎宝宝已会吞咽羊水。如果用听诊器可听到心音。身长约 25 厘米,体重约 320 克。

2. 孕 5 月营养需求

从怀孕第 5 个月起,孕妇的基础代谢率增加,每天所需的营养也比平时多。孕妇的食欲增加,所以体重会明显上升,皮下脂肪的堆积会使孕妇看起来胖了很多。如果平时饮食荤素搭配合理,营养一般不会有什么问题。但是如果担心发胖或胎儿过大而限制饮食,则有可能造成营养不足,严重的甚至患贫血或影响胎儿的生长发育。一般来讲,如果每周体重的增加在 350 克左右,则属正常范围。

由于食欲增加,孕妇的进食会逐渐增多,有时会出现胃中胀满。此时可服用 1 ～2 片酵母片,以增强消化功能。也可每天分 4～5 次吃饭,既补充相关营养,也可改善因吃得太多而胃胀的感觉。

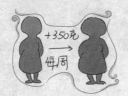

孕妇应注意补钙,还要加鱼肝油。但有些人因补钙心切而大量服鱼肝油,这样做是不妥当的,因为过多服用鱼肝油,会使胎儿骨骼发育异常,造成许多不良后果。当然,单纯补钙还是不够的,维生素 D 可以促进钙的有效吸收,孕妈妈要食用鱼类、鸡蛋,另外晒太阳也能制造维生素 D,孕妈妈可以适当晒晒太阳,但是首先要做好防晒工作。

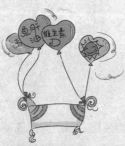

孕妇的子宫、乳房、胎盘迅速增长,加上胎宝宝迅速增长,所以孕妇要多摄取热量和蛋白质等。热量可以通过吃主食和增加脂肪的摄入来满足,每天主食可以吃 400～500 克。蛋白质的摄入量为 80～90 克,要多吃动物内脏,包括肾、肝、心、肚等,它们不仅含有丰富的优质蛋白质,而且还含有丰富的维生素和矿物质。本月,孕妇对维生素、矿物质、微量元素等需要明显增加。

还要注意补充铁剂,预防缺铁性贫血。铁的摄入量每天为 25 毫克,可以多吃芝麻、黑木耳、动物肝脏等。自孕 20 周开始建议口服硫酸亚铁或富马酸亚铁 0.2 克,每日 1 次。

3. 孕5月的主打营养素

主打营养素是维生素D、钙,其作用是促进胎宝宝骨骼和牙齿的发育。

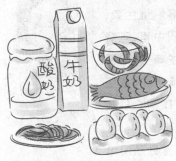

孕妈咪怀孕的第5个月后,胎宝宝的骨骼和牙齿生长得特别快,是迅速钙化时期,对钙质的需求简直是剧增。因此从本月起,牛奶、孕妇奶粉或酸奶是准妈妈每天必不可少的补钙饮品。此外,还应该多吃以下这些容易摄取到钙的食物,如干乳酪、豆腐、鸡蛋或鸭蛋、虾、鱼类、海带等。另外,准妈妈应每天服用钙剂。需要注意的是,钙的补充要贯穿于整个孕期始终。

4. 孕妇不应禁食含脂肪的食品

肥胖的发生率越来越多,一些人认为是脂肪惹的祸,所以有的孕妇就尽量避免吃含脂肪的食品,以免母亲和孩子日后肥胖。

对脂肪的恐慌是因为对营养知识的片面理解。平时我们所说的脂肪实际上是脂类的一大类。脂类是脂肪和类脂的总称,是一大类具有重要生物学作用的化合物。脂肪其实就是甘油和脂肪酸结合而成的甘油三酯。脂肪的主要生理功能包括:①是体内能量的主要来源和储存形式。人类膳食的总能量约有20%～30%由脂肪供给。当人体摄入的能量不能及时被利用或过多时,就转变为脂肪储存起来。②脂肪和类脂是机体重要的组成成分。③提供必需脂肪酸。必需脂肪酸是促进生长发育和合成前列腺素不可缺少的物质。

还有几种不饱和脂肪酸是人体不能自身合成的,必须要由食物提供,这一类不饱和脂肪酸即称为必需脂肪酸,亚油酸(n-6系)和亚麻酸(n-3)是必需脂肪酸。必需脂肪酸在体内衍生为二十碳五烯酸(EPA)和二十二碳六烯酸(DHA)等。EPA有明显的防治动脉粥样硬化和降低心脑血管疾病的危险性。DHA与胎儿、婴儿的智力、行为发育及视力有关。

脂肪除提供能量外,还有其他营养素所不能替代的作用,尤其是必需脂肪酸只有从食物中摄取才能满足人体营养的需求。因此,孕妇应摄入适量的含脂肪的食物才能满足自身和胎儿生长发育的需要。

5. 孕期不可滥补维生素

　　孕期盲目大量补充维生素,不但无益反而有害,尤其是早孕期胎儿器官发育分化的阶段。维生素 A 是一种脂溶性维生素,缺乏时可能患有夜盲症和干皮病,过量又会出现蓄积中毒,可导致自发性流产和新生儿先天性缺陷,如中枢神经系统畸形、颅面部和心血管畸形。长期大量服用维生素 C 会导致流产,大量服用维生素 E 会使胎儿大脑发育异常,过多的维生素 D 则会导致胎儿的大动脉和牙齿发育出现问题。

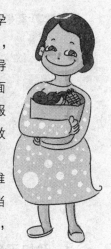

　　总之,孕期应当从食物中摄入维生素为主,不可盲目滥服维生素类药物,如果需要补充,也必须在医生的指导下服用。适当多进食新鲜的蔬菜、水果,特别是深绿色、红色、黄色的蔬菜水果,还可适当选择一些动物的肝脏,都可补充维生素。

6. 孕妈妈最忌的饮食

　　孕妈妈不同于非孕女性,即使身体健康也不可毫无顾忌的吃喝。孕妈妈要注意调整自己的膳食结构,在挑选食物时要避免选下列食物:

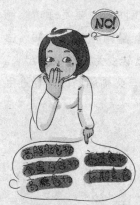

　　❋ **高脂肪食物**　吃高脂肪食物会诱发乳腺癌、宫颈癌、结肠癌等。并且还能把这些不健康因素遗传给下一代。

　　❋ **高蛋白食物**　摄取蛋白质过多同样无益,易引起腹胀、食欲减退、头晕、疲倦等症状。

　　❋ **高糖食物**　高糖饮食会削弱人体的免疫力,使孕妈妈易受病菌、病毒感染。还有可能引发妊娠期糖尿病,不利母胎健康。

　　❋ **高钙食物**　孕妈妈盲目补钙,会使体内钙过量,胎儿有可能因此患上高血钙症。

　　❋ **长期素食**　孕妈妈总吃素,会影响胎儿的智力。也有可能使胎儿畸形、低体重、免疫力低下等。

7. 孕妈妈注意铁的补充

世界卫生组织建议从孕 20 周起开始补充铁剂。多胎妊娠时应更早补充。可通过食物补充:动物血制品、动物肝、也可服用药物铁剂。

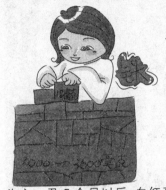

准妈妈缺铁,可使胎儿体内铁贮存减少,出生后易患缺铁性贫血。准妈妈应当多吃含铁丰富的食物,如肉类、肝脏等富有血红素和铁的食品,同时,补充维生素 C 以利于增加铁的吸收。除此以外,可在医生的指导下补充铁剂。

孕妇的铁供给量为每天 18 毫克,孕期铁的总需要量为 1000～3600 毫克。动物性食品是铁的主要来源,孕早期每天可补充 15 毫克铁,20 周前主要以食物补充为主。孕 7 个月以后,血红蛋白降到最低点,会发生妊娠性贫血,胎儿肝脏还要储存 400 毫克左右的铁,以供出生后 6 个月内的消耗,孕妇每天可补充 30 毫克铁。

8. 孕妈妈注意补锌

胎儿期缺锌,可导致胎儿体重增长缓慢。孕早期,血浆中锌的浓度就有所降低。胎儿 14 周时,对锌的需要量可增加 7 倍;从孕 3 个月开始直到分娩,胎儿肝脏中锌的含量可增加 50 倍。植物性食品锌的吸收利用率很低,动物性食品是锌的可靠来源。孕妇每天以摄入 40～45 毫克锌为佳;哺乳期每天摄入 54 毫克为宜。

含锌量较高的食品有海产品、坚果类、瘦肉。100 克牡蛎约含 100 毫克锌,100 克鸡、羊、猪、牛瘦肉含 3.0～6.0 毫克锌,100 克标准面粉或玉米面含 2.1～2.4 毫克锌。100 克芋头含锌量达 5.6 毫克,100 克萝卜、茄子含锌量为 2.8～3.2 毫克。

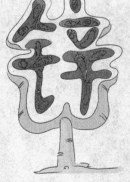

我国推荐:孕妇每日锌的供给量是 20 毫克。世界卫生组织推荐:对于孕妇来说,每日饮食中锌的供应量为 25～30 毫克。加拿大卫生部门规定:孕妇锌供给量标准为每天 13 毫克。美国卫生部门规定:孕妇每天锌的供应量为 25 毫克。

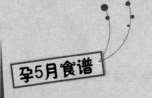

干贝烧冬瓜

原料 冬瓜500克,水发干贝30克。

辅配料 盐、葱、姜、料酒、淀粉、鸡汤或高汤。

做法 (1)干贝与鸡汤、葱、姜、料酒一起用小火焖30分钟。

(2)冬瓜去皮洗净,切条。

(3)锅内放油烧热,将葱、姜放入,炒香后去掉,加入鸡汤、盐、冬瓜条及干贝,烧至入味即可。

功效解析 干贝含有蛋白质、谷氨酸和琥珀酸。冬瓜具有健脾除湿的作用。

松子爆鸡丁

原料 鸡脯肉250克,松仁20克,核桃仁20克。

辅配料 姜、葱、蒜、盐、酱油、料酒、白糖、胡椒粉、淀粉、鸡汤、鸡蛋。

做法 (1)鸡肉切丁,用盐、料酒、酱油、胡椒粉、蛋清、淀粉调匀码味。

(2)用盐、酱油、胡椒粉、白糖、淀粉和清水兑成调料汁,备用;葱、姜、蒜均切成细末。

(3)锅内放油烧热,放入核桃仁和松仁,炒熟,捞出。

(4)锅内留底油,放入葱、姜、蒜炒香;加鸡肉,倒入调料汁翻炒。

(5)鸡肉炒熟,加入核桃仁和松仁,炒匀即可。

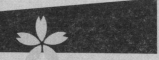

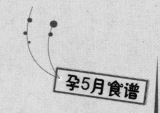

功效解析　此菜具有促进大脑及各器官发育作用,对孕妇眩晕、便秘等症状有食疗作用。松子富含不饱和脂肪酸、蛋白质、碳水化合物、钙、磷、铁等,营养丰富,有润肺滑肠的功效。

葱香孜然排骨

原料　猪肋排750克。

辅配料　香葱、四川豆瓣、孜然粉、冰糖、生姜、蒜、油、酱油。

做法　(1)猪排洗净后砍成7厘米左右的长段,入沸水断生后捞出,控干水分。

(2)豆瓣剁碎;香葱切小段;生姜和蒜切细粒。

(3)炒锅上火放油,油温后放入少许冰糖,糖化后先后放入豆瓣、生姜和蒜,翻炒出香味,放入猪排、孜然粉和酱油,翻炒至收汁,倒入葱花,再翻炒即可。

功效解析　动物蛋白、矿物质、维生素、碳水化合物等含量丰富,热卡较高,能满足孕妇此时对热量的需求。

海带豆腐汤

原料　蛤蜊、豆腐、海带。

辅配料　葱、姜、盐等适量。

做法　(1)蛤蜊加葱、姜熬至浓汤。

(2)豆腐、海带切块取汤煮熟加盐少许即可。

功效解析　富含钙、磷、铁、碘、维生素E等,可有效改善孕妇抽筋、脸浮肿、关节痛、乏力等现象。是孕妇补钙的最佳选择。

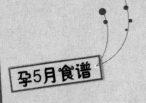

什锦蛋炒饭

原料 米饭100克,鸡蛋2枚,莴苣1根,火腿肠1根,鲜蘑菇3朵,洋葱半个。

辅配料 花生油、香葱、蒜、盐。

做法 (1)将鸡蛋打入碗内,略加精盐,调成蛋液;莴苣、火腿肠、鲜蘑菇、洋葱、蒜切丁;香葱切成细末。

(2)锅内放花生油,烧热后,倒入蛋液煎至熟,捣烂捞出。

(3)炒锅内再放入少许油,下蘑菇丁、蒜粒炒出香味后,再放莴苣、洋葱略炒。

(4)加入米饭和煎熟的鸡蛋同炒,再下火腿肠;最后加入葱花、盐即成。

功效解析 含有蛋白质、不饱和脂肪酸、碳水化合物、多种矿物质和维生素。

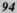

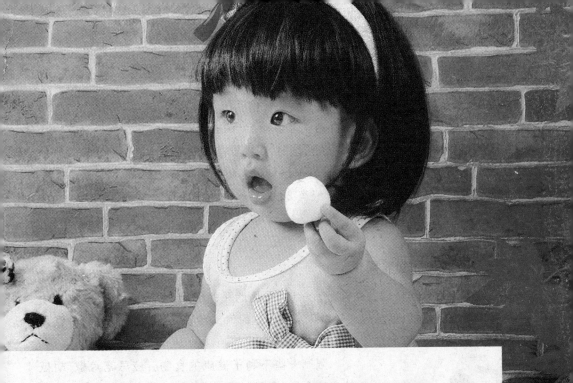

孕6月膳食营养及饮食指导

1. 孕6月母体变化与胎儿发育情况

❀ 母体变化 孕21周到24周为孕6月。子宫进一步增大,下腹部隆起更为突出,腰部增粗开始明显,体重也增加了许多。子宫底已达脐上,孕妈妈自己已能准确地判断出增大的子宫,能明显感觉到胎动。孕妈妈在坐下或站起时常感到有些吃力了。乳房越发变大,乳腺功能发达,挤压乳房时会流出一些黏性很强的黄色稀薄乳汁。由于血液中水分的增多,孕妈妈可能发生贫血,有些孕妈妈因钙质被胎儿大量摄取,出现牙齿疼痛或口腔炎,不少人还出现了孕妈妈特有的尿糖现象。

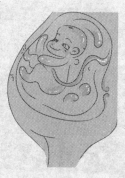

❋ **胎儿发育情况** 胎宝宝已能睁开眼皮,并长出睫毛和眉毛,长出头发,骨骼发育良好,皮下脂肪开始沉积,因量不多皮肤仍呈皱缩状,但比以前变得结实了。胎宝宝在子宫羊水中姿势自如地游泳并会用脚踢子宫,这时,如果子宫收缩或受到外方压迫,胎宝宝会猛踢子宫壁,把这种信息传递给妈妈。胎宝宝开始吸吮手指。胎宝宝已经有 28 厘米长,体重增加到630 克。

2. 孕 6 月营养需求

饮食上应均衡摄取各类养分,以维持母体胎儿的健康,尤其是铁、钙和蛋白质的需要量应该增加,但盐分必须特别节制。这段时间容易便秘,应常吃富含纤维素的蔬果,牛奶是极有利排便的一种饮料,应多饮用。

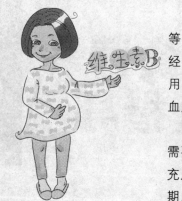

限制一些不利于健康的食物。应忌吃辣椒、胡椒等辛辣食物;应限制喝咖啡、浓茶、酒等,因其有刺激神经兴奋作用,不利于孕妇休息,酒对胎儿还有毒性作用;不要吃得过咸,以免加重肾脏的负担或促发妊娠高血压综合征。

孕妇体内能量及蛋白质代谢加快,对维生素 B 的需要量增加,由于此类维生素无法在体内存储,必须有充足的供给才能满足机体的需要。因此,孕妇在孕中期应该摄入富含此类物质的瘦肉、肝脏、鱼、奶、蛋及绿叶蔬菜、新鲜水果。

尤其要注意铁元素的摄入,应多吃含铁丰富的菜、蛋和动物肝脏等,以防止发生缺铁性贫血。此外,要保证营养均衡全面,使体重正常增长。

3. 孕 6 月的主打营养素

主打营养素是铁,其作用是防止缺铁性贫血。

此时的准妈妈和胎宝宝的营养需要量都在猛增。许多准妈妈开始出现贫血症状。铁是组成红细胞的重要元素之一,所以,本月尤其要注意铁元素的摄入。

为避免发生缺铁性贫血,准妈妈应该注意膳食的调配,有意识地吃一些含铁质丰富的蔬菜、动物肝脏、瘦肉、鸡蛋等。还可以从这个月开始每天口服 0.3～0.6 克硫酸亚铁。

4. 孕期水肿不应控制喝水

妊娠后期单纯性下肢水肿极为常见,有的人认为是因为水太多引起的,因此应控制喝水。这种想法是不对的。

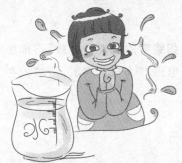

正常人体内水钠在大脑的控制下,通过肾脏的调节而保持相对稳定。身体内存在控制溶质和水分的行为机制,水摄入较多时,肾脏将其排出;体内缺水时,刺激口渴中枢,发生饮水行为。妊娠期水肿原因是多方面的,可能是血流回流受阻、血液白蛋白含量低、血浆胶体渗透压下降等原因造成体内钠潴留而发生水肿。发生水肿应尽早看医生,排除病理性水肿,并在饮食上加以注意,限制食盐的摄入,忌食生冷、油腻的食物等。

5. 孕期水肿慎忌盐

孕期浮肿是一种较普遍的生理性现象。怀孕后,尤其是 5～6 个月以后,下肢易出现浮肿。这是因胎儿的增大和羊水的增多,宫体对下肢血管的压迫,使下肢血液回流不畅造成脉压增高所致,并非是疾病引起。

肾炎患者、妊娠高血压疾病患者的确当忌盐。但孕妇出现浮肿大多与肾疾病及妊娠高血压疾病无关。事实上,孕妇比非孕妇的新陈代谢更旺盛,其肾脏的滤过能力和排泄功能也较强,钠的丢失也多,此时还应摄入比平时多一些的盐。如果过于控制盐的摄入量,反而容易导致体内盐分不足,由此可能引起食欲不振,疲倦乏力,对孕妇健康和胎儿

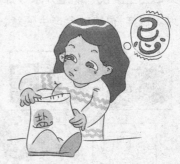

生长都不利。当然,如果浮肿是从脸上(尤其是眼皮)开始发展至全身,并出现肾炎等疾患时,就需要严格控制盐的摄入量。

6. 孕期为何易便秘

女性怀孕后,在内分泌激素变化的影响下,胎盘分泌大量的孕激素,使胃酸分

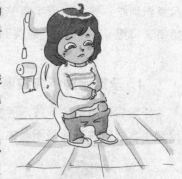

泌减少、胃肠道的肌肉张力下降及肌肉的蠕动能力减弱。这样,就使吃进去的食物在胃肠道停留的时间加长,不能像孕前那样正常排出体外。

再有,由于食物在肠道停留时间加长,食物残渣中的水分又被肠壁细胞重新吸收,致使粪便变得又干又硬,难以排出体外。

还有怀孕之后,孕妇的身体活动要比孕前减少,致使肠道肌肉不容易推动粪便向外运行;增大的子宫又对直肠形成压迫,使粪便难以排出;加之孕妇腹壁的肌肉变得软弱,排便时没有足够的腹压推动。因此,孕妇即使有了便意,也用力收缩了腹肌,但堆积在直肠里的粪便仍很难排出去。

7. 缓解孕妇便秘5原则

(1) 多吃蔬果杂粮

孕妇往往因进食过于精细而排便困难,因此要多食含纤维素多的蔬菜、水果和粗杂粮,如芹菜、绿叶菜、萝卜、瓜类、苹果、香蕉、梨、燕麦、杂豆、糙米等。

(2) 早晨定时排便

每天早上和每次进餐后最容易出现便意,其中以早上醒来排便最好。因此,起床后先空腹饮一杯温开水或蜂蜜水,再吃早餐,促进起床后的直立反射和胃结肠反射。这样,很快就会产生便意,长期坚持就会形成早晨排便的好习惯。

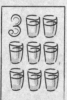
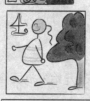
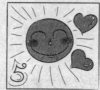

(3) 注意饮水技巧

每天注意多饮水,但要掌握饮水的技巧,否则即使喝了水也不一定有什么效果。比如,每天在固定的时间里饮水,要大口大口地饮,但不是暴饮,使水尽快到达结肠,而不是很快被肠道吸收到血液。这样,就可使粪便变得松软,容易排出体外。

(4) 每天坚持活动身体

孕晚期时,很多孕妇常会因身体逐渐笨重而懒于活动,所以便秘现象在怀孕晚期更为明显。而适量的运动可以增强孕妇的腹肌收缩力,促进肠道蠕动,预防或减轻便秘。因此,孕妇即使在身体日益沉重时,也应该做一些身体力所能及的运动,如散步、适当轻家务等,以增加肠道的排便动力。

(5) 保持身心愉快

合理安排工作生活,保证充分的休息和睡眠,保持良好的精神状态和乐观的生活态度。孕妇不要因呕吐不适感而心烦意乱,烦躁的心态也可导致便秘,不妨多做一些感兴趣的事,比如欣赏音乐、观花、阅读等,尽量回避不良的精神刺激。

8. 孕妇喝酸奶可以防便秘

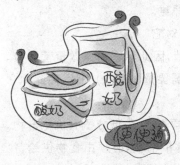

怀孕后,人的胃肠道需要大量的营养物质,而此时孕妇胃肠道蠕动速度减慢,食物通过胃肠道的时间明显延长,这样便秘的症状自然就出现了。另外,孕妇便秘还与结肠运动减弱、盆底肌肉群张力变弱、子宫的增大及胎儿的压迫等因素有一定关系。

普通人便秘可以通过服用通便的药物来解决,而对于有便秘问题的孕妇,番泻叶等有刺激性作用的泻药可能会引起腹部绞痛,甚至会出现子宫收缩造成流产,所以孕妇一定不要服用。在防治便秘上,应从改变生活习惯上入手,多喝水,增加食物中的纤维素,即多吃蔬菜和水果。忌食寒凉、油腻等不易消化食品。孕妇不妨每天喝上一杯酸奶,主要是加强消化功能,促进胃肠蠕动,增加大便湿润度,并缩短排泄物在结肠内的停留时间,从而防止便秘。

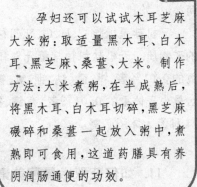

健康孕育小提醒

孕妇还可以试试木耳芝麻大米粥:取适量黑木耳、白木耳、黑芝麻、桑葚、大米。制作方法:大米煮粥,在半成熟后,将黑木耳、白木耳切碎,黑芝麻碾碎和桑葚一起放入粥中,煮熟即可食用,这道药膳具有养阴润肠通便的功效。

9. 孕妈妈晚餐"三不宜"

❋ **不宜过迟** 如果晚餐后不久就上床睡觉,不但会加重胃肠道的负担,还会导致难以入睡。

❋ **不宜进食过多** 晚餐暴食,会使胃机械性扩大,导致消化不良及胃疼等现象。

❋ **不宜厚味** 晚餐进食大量蛋、肉、鱼等,在饭后活动量减少及血液循环放慢的情况下,胰岛素能将血脂转化为脂肪,积存在皮下、心膜和血管壁上,会使人逐渐胖起来,容易导致心血管系统疾病。

因此,孕妇不应过晚就餐,晚餐也以清淡、稀软为好。

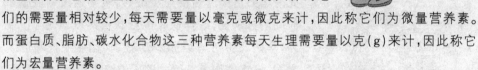

10. 什么是微量营养素

营养素是指食物中能够被人体消化、吸收和利用的有机和无机物质。通常我们说的七大营养素是指蛋白质、脂肪、碳水化合物、维生素、无机盐、水和膳食纤维。微量营养素包括维生素和无机盐两大类,因为人体对它们的需要量相对较少,每天需要量以毫克或微克来计,因此称它们为微量营养素。而蛋白质、脂肪、碳水化合物这三种营养素每天生理需要量以克(g)来计,因此称它们为宏量营养素。

维生素是维持人和动物机体健康所必需的一类营养素,为低分子有机化合物。它们不能在体内合成,或者所合成的量难以满足机体的需要,必须由食物供给,包括水溶性维生素(维生素 B 族、维生素 C)和脂溶性维生素(维生素 A、D、E、K)两类。

无机盐是指除 C、H、O、N 四种元素以外的所有元素的统称,也就是我们常说的矿物质。无机盐包括常量元素和微量元素两类。常量元素指机体中含量大于体重的 0.01% 者,钙、磷、钠、钾、氯、镁、硫共 7 种为人体所必需;微量元素是指机体中含量小于体重的 0.01% 者,有铜、钴、铬、铁、氟、碘、锰、钼、硒、锌、硅、镍、硼、钒共 14 种为人体所必需。

11. 如何获取微量营养素

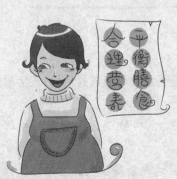

尽量从食物中获取微量营养素。中国人口存在明显的微量营养素缺乏状况,目前我国通过三种办法来控制和预防微量营养素缺乏:一是膳食多样化,二是营养素补充剂,三是食物强化。孕妇必须要有合理营养、平衡膳食的现代营养观,应尽量从食物中获取微量营养素,至于营养剂补充则要因人而异,最好在产科医生指导下进行。

在孕期,容易缺乏的微量营养素主要有铁、钙、锌、碘及某些维生素。膳食补铁主要是多吃一些含铁丰富的食品,如:动物血、肝脏、鸡胗、牛肾、大豆、瘦肉、蛋黄、黑木耳、芝麻酱及红糖等等。

钙的补充主要通过膳食,其中奶和奶制品含钙特别高,且吸收率也高,发酵的酸奶更有利于钙的吸收;另外,可以骨连壳吃的小鱼小虾及一些硬果类,含钙也较多;豆类、绿色蔬菜含钙也较多。一般,每天多喝奶,即可补充大量的钙。

锌的补充也主要通过膳食,多吃一些含锌丰富的食物,如贝壳类海产品、红色肉类、动物内脏、干果类、谷类胚芽和麦麸、干酪、虾、燕麦、花生等。但过量的加工过程可以导致大量的锌流失。

孕期,各种维生素的需要量也都相应的增加,其补充方式主要通过膳食,多吃一些粗粮、蔬菜、水果等。也可在医生的指导下服用维生素制剂来补充。

12. 孕期补充微量营养素的重要性

有关研究表明,孕妇补铁和多种微量营养素可显著降低新生儿死亡及改善婴幼儿智力。与单纯补充叶酸比较,多种微量营养素在改善儿童出生体重方面效果显著,补充铁/叶酸能使 50% 的新生儿免于死亡。此外,母亲孕期补充多种微量营养素显示出对 1 岁时婴幼儿智力发育的明显促进作用。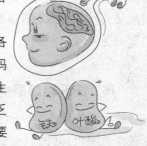

只要一发现怀孕,绝大多数准妈妈都会大补特补各种营养品,唯恐亏待了肚子里的小宝宝。但是很多妈妈不知道怎么补充微量元素,以至于产妇过于肥胖而新生儿过于羸弱、胎儿太过巨大、产妇分娩困难或者由于缺乏某种营养而导致新生儿先天畸形等现象屡见不鲜,主要原因是孕期宏量营养素过量而微量营养素不均衡。

13. 微量元素补充应适度

准妈妈在选择孕产妇专用复合维生素制剂的时候,要细心留意含量和剂量,有些营养素无需补充,有些还不能过多。

而且对于钙,现在也越来越倾向于补充适度。有时,孕期出现的抽筋也并非完全由缺钙引起,劳累、兴奋、受凉或胎儿压迫,都可能导致抽筋。如果盲目补钙导致过量,会抑制铁、锌等的吸收,还会出现宝宝出生后没有囟门或囟门闭合过早。

另外,补充叶酸也并非越多越好,而以日补充 800 微克最佳。科学证实,叶酸是有效预防新生儿神经管畸形的水溶性维生素,但过量摄入叶酸会导致某些进行

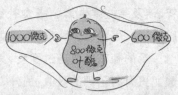

性的、未知的神经损害的危险性增加。匈牙利著名遗传学家卡泽尔教授采用孕产妇专用复合维生素,对 5000 多名育龄妇女进行了一项长达 8 年的双盲对照临床研究,证实孕妇对叶酸的日摄入量上限为 1000 微克,每天摄入 800 微克的叶酸对预防神经管畸形和其他出生缺陷非常有效。另一方面有研究证明,600 微克的叶酸日补充量的预防效果较差。日补充叶酸 800 微克最有效。

14. 妊娠期糖尿病孕妈妈如何正确摄取糖类

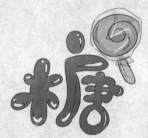

糖类的摄取是为提供热量、维持代谢正常,并避免酮体产生。患有妊娠糖尿病的准妈妈不应因误以为不吃淀粉类可控制血糖或体重,而完全不吃饭;而是应尽量避免摄入加有蔗糖、砂糖、果糖、葡萄糖、冰糖、蜂蜜、麦芽糖之类含糖饮料及甜食,以避免餐后血糖的快速增加。如有需要可加少许代糖。建议您尽量选择纤维含量较高的未精制主食,可更有利于血糖的控制,如:以糙米或五谷饭取代白米饭、选用全谷类面包或馒头等。妊娠糖尿病患者早晨的血糖值较高,因此早餐淀粉类食物的摄取应尽量避免或减少。

15. 妊娠期糖尿病孕妈妈饮食治疗原则

妊娠期糖尿病治疗的目的就是将母亲的血糖控制在正常范围内,从而减少胎儿畸形及围产期胎儿的死亡率。其空腹血糖应低于 5.8mmol／L,餐后 2 小时血糖应低于 6.8mmol／L,糖化血红蛋白应低于 6.5%,且没有发生低血糖或酮症酸中毒,达到了这样的指标,可以认为控制得比较理想。

妊娠期糖尿病的治疗应首选饮食加运动疗法。但如果治疗 1～2 周后,血糖不能控制在上述范围内,则应给予药物治疗。一些口服降糖药能够透过胎盘引起胎儿低血糖并有致畸的可能,因此妊娠糖尿病患者只能使用胰岛素来降血糖。

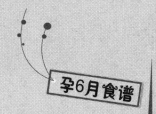

孕6月食谱

红烧肉

原料 带皮猪肉400克。

辅配料 花生油30克,酱油、精盐各适量,料酒30克,白糖15克,葱20克,姜20克。

做法 (1)将带皮猪肉去毛、洗净,切块;葱切段,姜拍破。将切好的肉用酱油稍腌,再用油炸至肉皮呈棕红色,捞出。

(2)肉放入锅中,加水、葱、姜、酱油、精盐、料酒、白糖;大火烧开后去浮沫,再用文火焖至肉熟烂,呈酱油色时即成。

功效解析 富含蛋白质、钙、铁、钾、钠等矿物质,孕妇常食对胎儿的健康十分有利。

油菜海米

原料 油菜250克,海米15克。

辅配料 姜丝少许,花生油25克,白糖、鲜汤、精盐各适量。

做法 (1)将油菜择洗干净,切成片;海米用温水泡发好。

(2)炒勺上火,放油烧热,下姜丝炝勺,再放入油菜翻炒至断生时下海米,放精盐、白糖、鲜汤,炒匀后盛入盘内。

功效解析 此菜含有丰富的钙、磷、铁、锌、胡萝卜素、维生素C、维生素E等,开胃去腻,孕妇食用有利于胎儿骨骼生长和母体健康。

枸杞子炒猪肝

原料 猪肝250克,枸杞子10克。

辅配料 盐、料酒、葱、姜、酱油、淀粉。

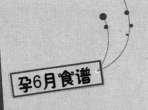

做法 (1)猪肝洗净,切片;枸杞子洗净。

(2)锅内放油烧热,将葱段、姜片先入油锅略爆后,倒入猪肝和枸杞子翻炒,再分别加入各味调料,最后用淀粉勾芡即可。

功效解析 补精血,益肝肾,明目。枸杞名贵中药,亦是营养丰富的健身佳品,含有人体必需的蛋白质、粗脂肪、胡萝卜素及钙、磷、铁等。

番茄土豆炖牛肉

原料 牛肉500克,番茄500克,土豆500克,洋葱100克。

辅配料 盐、生姜、清汤。

做法 (1)牛肉洗净后切3厘米块,随冷水入锅烧沸,去除浮沫,捞出再用清水洗净血污待用。

(2)土豆削皮后切3厘米大小的块,洋葱分成3厘米左右的片,番茄经开水烫后,去皮,再用手撕成小块。

(3)锅内放油烧至六七成熟时,放生姜片爆炒一会,放牛肉和土豆块翻炒数次后,加番茄和清汤,烧沸后改用中火炖至牛肉松软,土豆散列,加入洋葱片和精盐,再改大火烧沸1~2分钟即可。

功效解析 牛肉富含蛋白质,还有脂肪、钙、磷、铁及维生素等,营养丰富。克提供母亲和胎儿所需的营养,可防妊娠水肿。

猪血豆腐汤

原料 猪血200克,豆腐2块。

辅配料 姜、葱、盐、料酒。

做法 (1)猪血和豆腐都切成小块;姜、葱切成细末。

(2)锅内放油烧热后,爆香姜、蒜,下猪血,烹料酒,加水。

(3)烧沸后,放入豆腐块,最后调味即成。

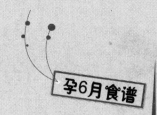

功效解析　富含蛋白质、铁、锌、钙、磷。

牛奶大米饭

原料　大米 500 克,牛奶 500 克。

做法　将大米淘洗干净,放入锅内,加牛奶和适量清水,盖上锅盖,用小火慢慢焖熟即可。

功效解析　此饭奶香扑鼻,洁白柔软,色泽油亮。此饭含有丰富的蛋白质、脂肪、碳水化合物和钙、磷、铁、锌、维生素(A、B_1、B_2、E、D)、烟酸等营养素。牛奶有补虚养身、生津润肠等功效。孕妇食用有利于母体健康和胎儿的生长,防治孕妇便秘。

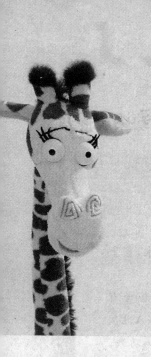
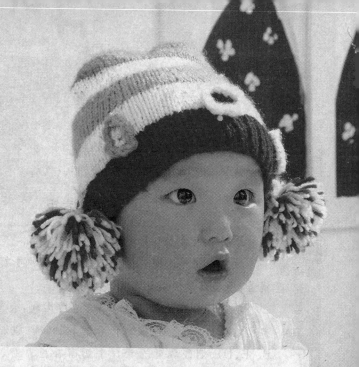

 part 3 孕7月膳食营养及饮食指导

1. 孕7月母体变化与胎儿发育情况

❀ **母体变化** 孕25周到28周为孕7月。马上就要进入孕晚期了,子宫底高度达到耻骨上21~24厘米。胎儿日渐增大使孕妈妈心脏负担逐渐加重,血压开始升高,心脏跳动加快,孕妈妈的呼吸变得急促。这时由于腹部迅速增大,长大的子宫容易压迫下半身,准妈妈会感到很容易疲劳,脚肿、腿肿、痔疮、静脉曲张、便秘等等,这些都使准妈妈感到不适。

❀ **胎儿发育情况** 胎宝宝满面皱纹,有了明显的头发,脑组织开始出现皱缩样,大脑皮质已很发达,胎儿内耳与大脑发生联系的神经通路已接通,因此对声音

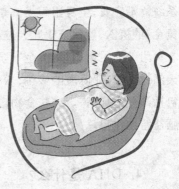

的分辨能力进一步提高；视网膜开始发育；有浅浅的呼吸和很微弱的吸吮力。胎儿身长 35 厘米，体重可超过 1000 克。

尽管胎儿的肺叶尚未发育完全，但是如果万一这个时候早产，在一些医疗设备较好的医院，胎儿可以存活。

2. 孕 7 月营养需求

不宜多吃动物性脂肪，减少盐的摄入量，日常饮食以清淡为佳，忌吃咸菜、咸蛋等盐分高的食品。水肿明显者要控制每日盐的摄取量，限制在 2～4 克之间。同时，要保证充足、均衡的营养，必须充分摄取蛋白质，适宜吃鱼、瘦肉、牛奶、鸡蛋、豆类等。

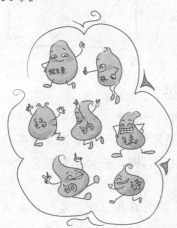

注意维生素、铁、钙、钠、镁、铜、锌等营养素的摄入，进食足量的蔬菜水果，少吃或不吃难消化或易胀气的食物，如油炸的糯米糕、白薯、洋葱等，以免引起腹胀，使血液回流不畅，加重水肿。忌用辛辣调料。

另外，要注意增加植物油的摄入。此时，胎儿机体和大脑发育速度加快，对脂质及必需脂肪酸的需要增加，必须及时补充。因此，增加烹调所用植物油即豆油、花生油、菜油等的量，既可保证孕中期所需的脂质供给，又提供了丰富的必需脂肪酸。孕妇还可吃些花生仁、核桃仁、葵花子仁、芝麻等油脂含量较高的食物，并控制每周体重的增加在 350 克左右，以不超过 500 克为宜。

3. 孕 7 月的主打营养素

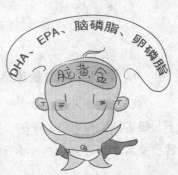

主打营养素是"脑黄金"，其作用是保证婴儿大脑和视网膜的正常发育。DHA、EPA 和脑磷脂、卵磷脂等物质合在一起，被称为"脑黄金"。"脑黄金"对于怀孕 7 月的准妈妈来说，具有双重的重要意义。首先，"脑黄金"能预防早产，防止胎儿发育迟缓，增加婴儿出生时的体重。其次，此时的胎宝宝，神经系统逐渐完善,全身组织尤其是大脑细胞发育速度比孕早期明显加快。而足够"脑黄金"的摄入,能保证婴儿大脑和视网膜的正常发育。

为补充足量的"脑黄金",孕妈咪可以交替地吃些富含 DHA 类的物质,如富含天然亚油酸、亚麻酸的核桃、松子、葵花子、杏仁、榛子、花生等坚果类食品,此外还包括海鱼、鱼油等。这些食物富含胎宝宝大脑细胞发育所需要的必需脂肪酸,有健脑益智的作用。

4. DHA 是什么?

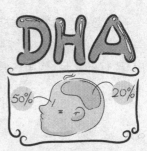

DHA,二十二碳六烯酸,俗称"脑黄金",是一种对人体非常重要的多不饱和脂肪酸,是不饱和脂肪酸家族中的重要成员。DHA 是神经系统细胞生长及维持的一种主要元素,是大脑和视网膜的重要构成成分,在人体大脑皮层中含量高达 20%,在眼睛视网膜中所占比例最大,约占 50%,因此,对胎婴儿智力和视力发育至关重要。

5. DHA 对孕期和哺乳期妇女的重要作用

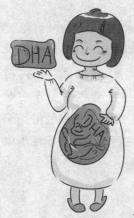

胎儿所需的 DHA 必须通过胎盘由母体供给。而怀孕及哺乳期间,母体内 DHA 迅速降低,显示怀孕期间需要补充 DHA,并有大量实验研究证明,DHA 在怀孕和哺乳期对孕妇和胎儿都是十分重要的:

❁ 促进胎儿脑细胞、视网膜发育及心理运动技能发育(比如手眼协调能力)。

❁ 能延长具有早产风险的妇女妊娠期。

❁ 能帮助减少产后抑郁症的发生概率。

实验证明:孕期和哺乳期补充充足的 DHA,很可能显著提高母乳喂养的婴儿在其 18 岁之前的认知能力。

6. 孕妇可以适量摄入"脑黄金"

"脑黄金"是人体大脑中枢神经和视网膜发育不可缺少的营养物质。DHA 属于长链多不饱和脂肪酸中的一种,同蛋白质、氨基酸一样,是人类健康不可缺少的营养要素之一。人的大脑有 140 多亿个神经元,而 DHA 是人脑细胞的主要组成成分,人脑细胞脂质中 10% 是 DHA,DHA 还是构成脑磷脂、脑细胞膜的基础,对脑细胞的分裂、增殖、神经传导、突触的生长和发育起着极为重要的作用,是人类大脑形成和智商开发的必需物质。它对视觉、大脑活动、脂肪代谢、胎儿生长及免疫功能和避免老年性痴呆都有极大影响,DHA 缺乏时可引发一系列症状,包括生长发育迟缓、皮肤异常鳞屑、不育、智力障碍等。

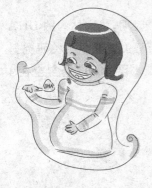

胎儿期是人体积聚 DHA 等大脑营养最迅速的时期,也是大脑和视力发育最快的时期。孕妇摄入 DHA 等营养可以通过脐带供胎儿吸收,满足胎儿发育需要。母乳是婴幼儿的最佳食物。哺乳期妈妈摄入足量的 DHA 可以维持其乳汁中 DHA 处于较高水平。若胎儿及婴幼儿从母体和母乳中获得的 DHA 等营养不足,大脑发育过程有可能被延缓或受阻,智力发育将停留在较低的水平,而且有可能造成婴幼儿视力发育不良。因此,孕妇及时摄入足量的"脑黄金"是十分必要的。

7. 权威机构建议每天 DHA 的摄入量

婴幼儿:WHO 建议每天根据婴幼儿体重摄入 DHA 20mg/kg。

早产儿:WHO 建议每天根据婴幼儿体重摄入 DHA 40mg/kg。

孕期及哺乳期妇女:美国国立卫生研究院和国际脂肪酸及油脂学会推荐,孕期及哺乳期妇女每天至少摄入 DHA 300mg。

健康人:每天至少摄入 DHA 220mg。

营养调查显示,中国人均每天 DHA 摄入量为 122.4mg。

8. 准妈妈需要补多少 DHA 合适

DHA 的摄入量并非越多越好。DHA 作为一种对婴幼儿生长发育和维持人体正常健康有重要作用的营养物质,与其他营养物质一样需要一个合理摄入量,即必须讲究营养均衡。摄入过量的 DHA,会产生免疫力低下等一系列副作用。此外,由于 DHA 有抑制血小板凝集和抗血栓形成的作用,因此患有出血性疾病、肝硬化、凝血功能障碍者要适当控制 DHA 的摄入量,以免引起出血或加重出血。

准妈妈每天需要得到不少于 400 毫克的 DHA。富含亚麻酸的核桃仁等坚果摄入后经肝脏处理能合成 DHA。海鱼、海贝的脂肪中 DHA 含量丰富。

孕妇从孕中晚期(孕 20 周后)至胎儿出生后 6 个月内都需补充 DHA。

9. 准妈妈补充 DHA 多吃什么好

在怀孕和哺乳期，妈妈是宝宝唯一的营养来源，在这个时期，妈妈体内的 DHA 和胆碱水平会急剧下降，而这两大元素对宝宝的脑部发育至关重要。相关研究显示：妈妈从孕期 18 周开始到产后 3 个月，如果持续补充高水平的 DHA，宝宝在 4 岁时的智商测试分数就会明显得到提升。

DHA 主要存在于海鱼和海产品之中，而胆碱主要存在于鸡蛋、猪肉等食品中。但大部分准妈妈对此并不了解，比如她们怀孕后也经常吃鱼，但吃的河鱼比较多，应该多吃海鱼——如带鱼等。

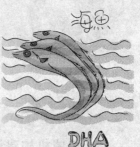

怀孕期间，准妈妈如果能经常吃些健康的零食，对胎儿的发育也是很有好处的，推荐的零食主要是花生、瓜子、腰果、开心果等坚果类食品。

10. 哪些鱼体内含有 DHA？

含有 DHA 的鱼和不含 DHA 的鱼，以 100 克鱼肉中含有 DHA 含量是否超过 1 克来区别。如果 100 克中含有 DHA 量是否超过 1 克以上，就把这种鱼叫做 DHA 鱼。

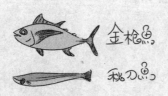

❀ DHA 鱼＝100 克鱼肉中含有 1 克以上的鱼，有：金枪鱼(肥肉部分)、师鱼、金花鱼、秋刀鱼、鳝鱼、沙丁鱼、鱼卵。

❀ 含 DHA 量在 1 克以下，数百毫克以上的鱼，有：虹尊、青鱼、鲑鱼、竹荚鱼、旋胡瓜鱼、日本叉牙鱼、鸡鱼、星鳗、玉筋鱼、花鲫鱼、油予鱼、萤则鱼、带鱼、鲻鱼、旗鱼、金眼鲷、君鱼、坚鱼等。

❀ 含有少量 DHA 的鱼，有：加吉鱼、鲤鱼、鲈鱼、鲽鱼、比目鱼、多鳞鳝、燕鳐鱼、香燕、大头鱼、章鱼、墨鱼、牡蛎等。

11. 胎儿脑是如何发育的

做父母的都想得到一个聪明伶俐、活泼可爱的孩子。那么胎儿的大脑是怎样发育的呢?

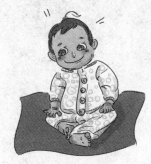

早在受孕后的第 20 天左右,胚胎中已有大脑原基存在;妊娠第 2 个月时,大脑里沟回的轮廓已经很明显;到了第 3 个月,脑细胞的发育进入了第一个高峰时期;妊娠第 4～5 个月时,胎儿的脑细胞仍处于迅速发育的高峰阶段,并且偶尔会出现记忆痕迹;从第 6 个月起,胎儿大脑表面开始出现沟回,大脑皮层的层次结构也已经基本定型;第 7 个月的胎儿大脑中主持知觉和运动的神经已经比较发达,开始具有思维和记忆的能力;第 8 个月时,胎儿的大脑皮层更为发达,大脑表面的主要沟回也已经完全形成。

据有关报道,胎儿大脑从妊娠 6 个月起就已具有 140 亿个脑细胞,也就是说已经基本具备了一生中所有的脑细胞数量。其后的任务只是在于如何提高大脑细胞的质量。

由此可见,胎儿期脑的发育非常关键。仅仅从这一点来看,从胎儿期开始科学的营养势在必行。当然,胎儿脑的发育还不够成熟,尤其起重要作用的脑神经梢尚未完全形成,大概要到出生后 10 岁左右才能全部发育完成。

12. 粗粮及其种类

粗粮一般指大米和面粉以外的粮食,如玉米、高粱、小米等,与"细粮"相对。种类主要分为:

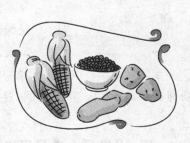

❀ 谷物类,如玉米、小米、红米、黑米、紫米、高粱、大麦、燕麦、荞麦/麦麸等。

❀ 杂豆类,如黄豆、绿豆、红豆、黑豆、青豆、芸豆、蚕豆、豌豆等。

❀ 块茎类,如红薯、山药、马铃薯等。

13. 粗粮的营养

粗粮含丰富的不可溶性纤维素,有利于保障消化系统正常运转。它与可溶性纤维协同工作,可降低血液中低密度胆固醇和甘油三酯的浓度;增加食物在胃里的停留时间,延迟饭后葡萄糖吸收的速度,降低高血压、糖尿病、肥胖症和心脑血管疾病的风险。研究表明,纤维素有助于抵抗胃癌、肠癌、乳腺癌、溃疡性肠炎等多种疾病。

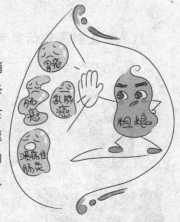

14. 孕期宜适量吃粗粮

粗粮的营养成分比精白米多且全,且实际消化吸收率相对也比较高,但粗粮我们既要多吃,又不能吃多,因为过食粗粮也有坏处。

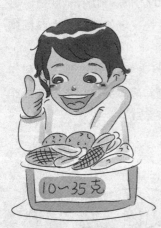

粗粮中含有大量的膳食纤维,膳食纤维可降低人血浆胆固醇水平,降低餐后血糖生成和血胰岛素升高的反应,对预防血脂过高而导致的心血管疾病十分有利,对2型糖尿病也有一定的控制作用。膳食纤维也可改善大肠功能,缩短粪便通过时间、增加排便次数、稀释大肠内容物以及为正常存在于大肠内的菌群提供可发酵的底物,对肠癌的预防有一定作用。但粗粮并非越多越好,过多吃粗粮就会影响人体对蛋白质、无机盐和微量元素的吸收。营养学家建议,一个健康的成年人,每天膳食纤维的摄入量以10~35克为宜。

孕妇应当以谷类食物和植物性食物为主,参照成人的摄入标准,每天保证膳食纤维摄入量在10~35克之间,避免粗粮越多越好的误区。

15. 几款适合准妈妈的粗粮

❋玉米 富含镁、不饱和脂肪酸、粗蛋白、淀粉、矿物质、胡萝卜素等营养成分。黄玉米籽富含镁,有助血管舒张,加强肠壁蠕动,增加胆汁,促使体内废物排泄,利于新陈代谢。富含谷氨酸等多

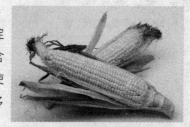

种氨基酸,能促进大脑细胞新陈代谢。红玉米籽富含维生素 B_2,孕妇常吃可以预防及治疗口角炎、舌炎、口腔溃疡等核黄素缺乏症。

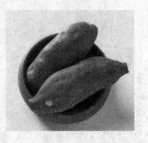

❀ 红薯　富含淀粉、钙铁等矿物质,所含氨基酸、维生素 A、B、C 远高于精制细粮。还含有一种类似雌性激素的物质,准妈常食能令皮肤白皙、娇腻。含有粘蛋白(一种多糖和蛋白质的混合物),能促进胆固醇排泄,防止心血管脂肪沉淀,维护动脉血管的弹性,有效地保护心脏,预防心血管疾病,是孕妇的营养保健食品。

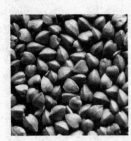

❀ 荞麦　荞麦的蛋白质含丰富赖氨酸,能促进胎儿发育,增强孕妇免疫功能。铁、锰、锌等微量元素和膳食纤维含量比一般谷物丰富。富含维 E、烟酸和芦丁。芦丁能降血脂和胆固醇、软化血管、保护视力和预防脑出血。烟酸能促进新陈代谢,增强解毒能力,降低胆固醇。这些营养成分对孕妇来说很有意义。

❀ 糙米　每 100 克糙米胚芽

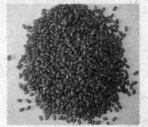

就含有 3 克蛋白质、12 克脂肪、50 毫克维 A、1.8 克维 E、锌铁各 20 毫克、镁磷各 15 毫克、菸碱酸叶酸各 250 毫克,这些营养素都是准妈每天需要摄取的。

16. 正确吃粗粮的方法

(1) 吃粗粮及时多喝水

粗粮中的纤维素需要有充足的水分做后盾,才能保障肠道的正常工作。一般多吃 1 倍纤维素,就要多喝 1 倍水。

(2) 循序渐进吃粗粮

突然增加或减少粗粮的进食量,会引起肠道反应。对于平时以肉食为主的人来说,为了帮助肠道适应,增加粗粮的进食量时,应该循序渐进,不可操之过急。

(3) 搭配荤菜吃粗粮

当我们每天制作食物时,除了顾及口味嗜好,还应该考虑荤素搭配,平衡膳食。每天粗粮的摄入量以 20～30 克为宜,但也应根据个人情况适当调整。

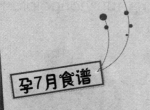

红烧带鱼

原料　鲜带鱼500克。

辅配料　料酒、酱油、精盐、葱段、姜片、白糖、花生油、面粉适量。

做法　(1)将带鱼去腮、鳍、内脏,洗净,斩段。

(2)锅中放入花生油,烧热,将带鱼段裹上面粉下入锅内煎至金黄色,再加入适量水、精盐、料酒、酱油、糖、葱、姜,烧至汤汁浓稠,带鱼已熟烂入味时即可。

功效解析　带鱼富含优质蛋白质与不饱和脂肪酸。孕妈妈多吃带鱼有滋补强壮、养肝补血的功效。

田园之美

原料　香菇5朵,香菜、洋葱、三色蔬菜(胡萝卜、青豆仁、玉米粒)、豆肠各50克,白萝卜半根。

调料　素蚝油、水淀粉、白糖各适量。

做法　(1)香菇用水泡软;白萝卜洗净、去皮、切段,入热水中煮烂,捞出中间挖空。

(2)香菇、豆肠、洋葱分别切小丁;香菜洗净剁碎备用。

(3)热锅入油,炒香洋葱及香菇,加豆肠、三色蔬菜、香菜拌炒后,填入挖空的白萝卜中。

(4)另起油锅加入调料,拌匀,淋在白萝卜上即可。

功效解析　高纤维食物的摄取有预防便秘的作用。

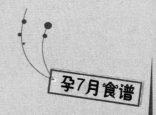

醋溜白菜

原料　白菜750克。

辅配料　酱油、醋、盐、淀粉。

做法　(1)白菜除去老叶和梗,洗后切成约4厘米见方的片,加盐调匀码味约1分钟,用手指挤压,将滤出的汁液加酱油、盐、醋和淀粉调芡汁。

(2)锅内放油烧至七成热后,下白菜炒熟,加入芡汁,待汁收浓时即成。

功效解析　白菜含有大量粗纤维,具有通利肠胃、润肺止咳的功效,孕妇常食,能促进消化,防止便秘、咳嗽。

咖喱排骨

原料　猪排250克,土豆250克,洋葱1个。

辅配料　咖喱粉、盐、生姜、清汤。

做法　(1)猪排切成3厘米长,洗净后随冷水入锅烧沸,去除浮沫,捞出再用清水洗净血污待用。

(2)土豆削皮后切3厘米大小的块,洋葱分成3厘米左右的片。

(3)锅内放油烧至六七成熟时,放生姜片爆炒一会儿,放猪排和土豆块翻炒数次后,加咖喱粉和清汤,烧沸后改用中火炖至肉将脱骨、土豆软烂时,加入洋葱片和精盐,再改大火烧沸1~2分钟即可。

功效解析　动物蛋白、矿物质、维生素、碳水化合物等含量丰富。

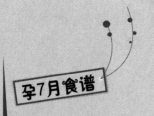

蒸南瓜饼

原料 南瓜 1 个(250 克左右)。

辅配料 糯米粉 200 克,澄粉 50 克,豆沙 100 克,芹菜梗适量。

调料 白砂糖 200 克。

做法 (1)将半个南瓜去皮,去籽洗净切成小块。

(2)放蒸锅蒸熟(也可包上保鲜膜,用微波炉加热 10 分钟左右)。

(3)用勺子将熟南瓜肉碾成泥状,加糯米粉、澄粉、砂糖,和成面团。

(4)将面团分成若干小剂子,包入豆沙馅成饼胚。

(5)在饼胚表面刻上装饰纹,顶部加芹菜梗点缀后放入平盘,蒸 4~5 分钟即可。

功效解析 南瓜的营养极为丰富。孕妇食用南瓜,不仅能促进胎儿的脑细胞发育,增强其活力,还可防治妊娠水肿、高血压等孕期并发症,促进血凝及预防产后出血。

孕晚期篇

(28~40周)

★ 孕8月膳食营养及饮食指导
★ 孕9月膳食营养及饮食指导
★ 孕10月膳食营养及饮食指导

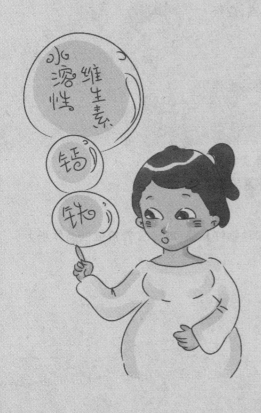

孕晚期的营养原则

　　最后 3 个月是胎儿生长最快的阶段,孕妇的膳食要保证质量、品种齐全。由于各个孕妇的具体情况不同,产科医生通常会根据孕晚期的营养特点,结合孕妇的具体情况,让孕妇的饮食做出相应调整。

(1) 营养原则 1

　　饮食保证质量高、品种齐全。

(2) 营养原则 2

　　适当增加热量、蛋白质和必需脂肪酸的摄入量(多吃海鱼可利于 DHA 的供给),适当限制碳水化合物和脂肪的摄入(即减少米、面等主食的量),少吃水果,以免胎儿长得过大,影响顺利分娩。

(3) 营养原则 3

　　增加钙和铁的摄入。经常摄取奶类、鱼和豆制品;虾皮、动物的肝脏和血液含铁量很高,应经常食用。

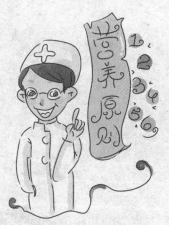

(4) 营养原则 4

　　注意控制盐分和水分的摄入量,以免发生浮肿,甚至引起孕毒症;

(5) 营养原则 5

　　对于一些含能量高的食物,如白糖、蜂蜜等甜食宜少吃,以防止食欲降低,影响其他营养素的摄入量。

(6) 营养原则 6

　　多选择体积小、营养价值高的食物,如动物性食品;减少营养价值低而体积大的食物,如土豆、红薯等。

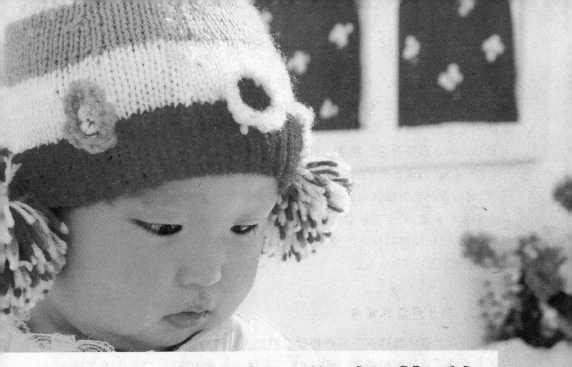

孕8月膳食营养及饮食指导

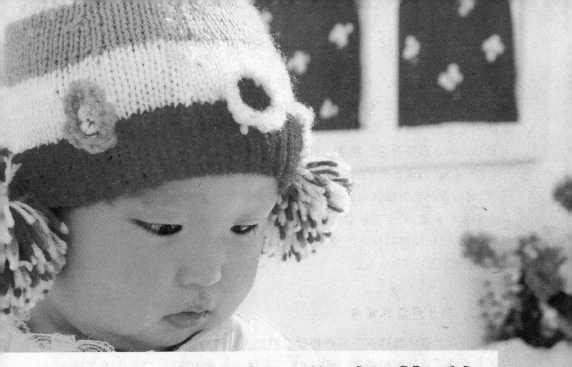

1. 孕8月母体变化与胎儿发育情况

❈ 母体变化 28周到32周为孕8月。子宫向前挺得更为明显,子宫底的高度已经上升到25～27厘米,身体越来越笨重,经常会给孕妈妈带来诸多不舒服的感觉,比如稍微多走点路,就会感到腰痛和足跟痛;经常出现便秘和烧心感;升到上腹的子宫顶压膈肌和胃,孕妈妈因胃受到压迫饭量减少;有时还会觉得胸口上不来气;乳房高高隆起,乳房、腹部以及大腿的皮肤上的一条条淡红色的花纹更为增多,并且,由于激素的作用,乳头周围,下腹、外阴部的颜色日渐加深,有的孕妈妈的耳朵、额头或嘴周围也生出斑点。

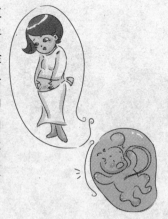

❋ 胎儿发育情况　胎宝宝的指甲已长至指尖,皮肤淡红,并变得光滑起来,皮下脂肪日渐增多,但由于皮肤的皱褶仍然很多,所以看起来依然酷似一位面脸沧桑的老人。面部毳毛已脱落,出现脚趾甲,睾丸下降(男性胎儿)。迅速长大的胎宝宝的身体紧贴着妈妈的子宫,能够在此自由自在地回转,然而一旦遇到强烈的声音刺激和震动,胎宝宝就会大惊失色,张开双臂似要抓住什么,做出惊愕的样子。胎宝宝身长已长到 40 厘米,体重增加至约 1700 克。

2. 孕 8 月营养需求

胎儿开始在肝脏和皮下储存糖原及脂肪。此时如碳水化合物摄入不足,将造成蛋白质缺乏或酮症酸中毒,所以孕 8 月应保证热量的供给,增加主粮的摄入,如

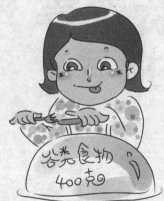

大米、面粉等。一般来说,准妈妈每天平均需要进食 400 克左右的谷类食品,这对保证热量供给、节省蛋白质有着重要意义。另外在米、面主食之外,要增加一些粗粮,比如小米、玉米、燕麦片等。同时,饮食不可毫无节制,应该把体重的增加限制在每周 350 克以下。要增加摄入优质蛋白质,每天 75～100 克。适量补充各种微量元素。为了减轻水肿和预防妊娠高血压病,在饮食中要少放食盐。

这个月是胎儿大脑增殖高峰。除需要大量葡萄糖供胎儿迅速生长和体内糖原、脂肪储存外,还需要有一定量的脂肪酸,尤其是丰富的亚油酸以满足大脑发育所需。

3. 胎儿大脑发育必需的营养素

胎儿大脑发育必须具备三个条件:大脑细胞数目要多、大脑细胞体积要大、大脑细胞间相互连通要多。这三点缺一不可。根据人类大脑发育的特点,脑细胞分裂活跃分为三个时限阶段:妊娠早期、妊娠中晚期的衔接时期及出生后的三个月内。

❋ 脂肪　胎儿大脑构成中非常重要的成分。胎脑的发育需要 60% 的脂质。来源主要是日常生活中食用的豆油、菜油、花生油、芝麻油等植物油和猪油、牛油、

羊油等动物油。还有核桃仁、鱼、虾、动物内脏等。

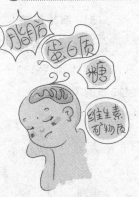

❋ **蛋白质** 胎儿大脑的发育需要 35% 的蛋白质,它能维持和发展大脑功能,增强大脑的分析和思维能力。动物蛋白如肉、鱼、蛋等,植物蛋白主要是豆制品。

❋ **糖** 大脑唯一可以利用的能源。

❋ **维生素及矿物质** 能增强脑细胞的功能。

4. 孕 8 月的主打营养素

主打营养素是碳水化合物,其作用是维持身体热量需求。

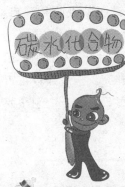

第 8 个孕月,胎儿开始在肝脏和皮下储存糖原及脂肪。此时如碳水化合物摄入不足,将造成蛋白质缺乏或酮症酸中毒,所以孕 8 月应保证热量的供给,增加主粮的摄入,如大米、面粉等。一般来说,准妈妈每天平均需要进食 400 克左右的谷类食品,这对保证热量供给、节省蛋白质有着重要意义。另外在米、面主食之外,要增加一些粗粮,比如小米、玉米、燕麦片等。

5. 腿部抽筋就是缺钙吗

不少准妈妈在怀孕期间会出现腿部痉挛(俗称抽筋)的情况,且多在小腿部位。抽筋不是自然生理反应,它的出现提示身体可能存在某些异常,例如——

(1) 体内钙缺乏

正如我们所知,胎儿骨骼生长所需的钙全部依赖孕母提供,因此,孕母每天必须保证约 1200～1500 毫克的钙摄入量。若母体钙摄入不足,必将造成血钙低下。而钙是调节肌肉收缩、细胞分裂、腺体分泌的重要因子,低钙将增加神经肌肉的兴奋性,导致肌肉收缩,继而出现抽筋。由于夜间血钙水平常比日间低,故抽筋多在夜间发作。

(2) 怀孕期间走得太多或站得过久

腿部肌肉负担增加,导致局部酸性代谢产物堆积,就会引起肌肉痉挛。但是,也不要认为睡得越多就越好。睡眠时间过长,会造成血液循环减慢,使二氧化碳等代谢废物堆积,也有可能诱发肌肉痉挛。

(3) **寒冷因素**

如冬季夜里室温较低,睡眠时盖的被子过薄或腿脚露到被外,或睡眠姿势不好,如长时间仰卧,被子压在脚面,或脚面抵在床铺上,造成血液循环不良,也是引起抽筋的原因。

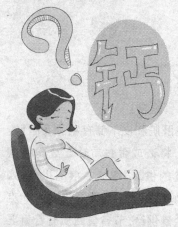

为预防缺钙,孕妈妈平时要注意多吃含钙丰富的食物,如芝麻、牛奶、排骨、虾皮等。海带含碘、钙丰富(海带炖虾皮、海带焖饭都是不错的选择),孕妇食用,有利于胎儿生长,并可防治肌肉抽搐。在补钙的同时,还要注意保证饮食中维生素D的摄入。应鼓励孕妇多晒太阳,促进钙的吸收和利用。此外,建议每天喝数杯新鲜橙汁,补充矿物质。

但仅依靠食物有时并不能满足妊娠的需要,因此,应适当选择钙剂作为辅助补充。一般建议每日一片钙片即可,若缺钙明显则每日两片。个别孕妈妈服用钙片后可能出现大便干结,可以蜂蜜水来润肠。

此外,下列一些措施可帮助孕妇减少抽筋:避免走路太多或站得太久,减轻腿部肌肉负重;睡眠时保持下肢温暖,不要让小腿受风寒;休息时,将脚部稍微抬高,脚趾向上伸展,使小腿后部肌肉舒张,减轻肿胀;常做肌肉按摩,特别是腿脚部的肌肉,改善血液循环。晚上睡觉前可以温热水泡脚十分钟,不仅能预防抽筋,还有利于睡眠,一举两得。

如果抽筋已经发生,可下床以脚跟着地,或平躺使脚跟抵住墙壁,帮助拉伸小腿,减轻症状。

健康孕育小提醒

不能仅以小腿是否抽筋作为是否需要补钙的指标。有的准妈妈对缺钙耐受性较好,她们可能缺钙已经很严重,却不会出现抽筋现象。因此,孕检常规作血生化检查以明确是否缺钙。

6. 不宜用微波炉加热牛奶

现在许多人都习惯用微波炉加热牛奶,但这是有弊端的。因为微波炉加热不能搅拌,速度快,控制不好容易造成牛奶脂肪和蛋白质糊在容器内壁,造成营养损失,特别是对孕妇来说,微波辐射不利健康。所以,建议最好用专用的奶锅加热牛奶。

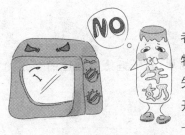

很多人热牛奶时,总是不小心就沸腾扑锅,或者在锅底和锅壁上糊了一层,造成脂肪、蛋白质、矿物质和维生素 D、维生素 C、泛酸等营养物质的损失。这里教大家一个方法:"煮一开"。所谓"煮一开",就是边煮边注意观察牛奶变化,待牛奶出现第一个"气泡"的时候,立即关火。煮的过程中要不停搅拌,动作要温和,不要搅起泡沫。火候不要太大,中火即可。"煮一开"的奶锅加热法,不仅能杀死细菌,也最大程度地保持了牛奶中的各种营养成分。

7. 吃红枣的好处

(1) 促进胎儿大脑发育

红枣中含有十分丰富的叶酸,叶酸参与血细胞的生成,促进胎儿神经系统的发育。而且红枣中含有微量元素锌,有利于胎儿的大脑发育,促进胎儿的智力发育。

(2) 增强母体免疫力

红枣是营养丰富的滋补品,它除含有丰富的碳水化合物、蛋白质外,还含有丰富的维生素和矿物质,对孕妇和胎儿的健康都大有益处。尤其是维生素 C,它可增强母体的抵抗力,还可促进孕妇对铁质的吸收。

(3) 健脾益胃

红枣能补益脾胃和补中益气。多吃红枣能显著改善肠胃功能,达到增强食欲的功效。此外,红枣还能补气血,对于气血亏损的孕妇特别有帮助。

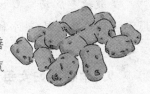

(4) 安神定志

孕妇会经常出现躁郁、心神不宁等情绪,多食红枣可起到养血安神、舒肝解郁的作用。特别是对于治疗孕妇心神不安、产后抑郁综合征都有所帮助。如果孕妇感到精神紧张和烦乱,甚至心悸失眠和食欲不振,不妨在平日的汤或粥中加点红枣同食,有养血安神、舒肝解郁的功效。

(5) 补血

红枣除了可补中益气外,还有补血的作用。

怀孕期的女性极易发生缺铁性贫血,这主要是因为孕期的女性对铁的需求比怀孕前增加近 4 倍,由于孕妇饮食中铁的含量低,长时间的铁摄入不足,使孕妇体内的游离铁和铁储备有所减少。红枣含有较丰富的铁质,孕妇常食用,不仅能防治缺铁性贫血,还有滋补强力的功效。

(6) 降血压

红枣中含有芦丁,是使血管软化、降低血压的物质,对于妊娠高血压有一定的防治作用。

8. 巧做低盐食物对抗孕期水肿

孕妈妈在妊娠中晚期常出现水肿,这不单加重了怀孕的辛苦,还容易发生妊娠高血压病。为了对抗水肿,需要限制饮食中的盐分。可盐是百味之首,怎样在少盐的情况下烹制出美食呢?可借助甜、酸来调剂食物味道,或充分发挥食材本身的鲜香。这里为孕妈妈推荐几款用甜味和酸味来调剂的美食:

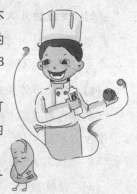

❀ **番茄山楂炖牛肉** 山楂和番茄中含有的有机酸,不仅可以调剂低盐对食物口味的影响,还有助于让纤维粗大的牛肉变得软烂易熟。孕妈妈每餐进食 1 克盐,每天不超过 3 克,即可满足孕妇水肿时对低盐饮食的要求。

❀ **醋烹翅中** 醋烹能让餐桌上荡漾着诱人的醋香,可弥补低盐使食物味道不足的缺憾,同样适用与其他食材的烹制。

❀ **酸辣冬瓜汤** 夏天孕妈妈的胃口较差,低盐酸辣冬瓜汤兼有消暑开胃、补水利尿的功效,是孕妈妈的理想选择。

9. 孕晚期妇女每日营养素供给量

孕晚期妇女每日营养素供给量

种类	能量	种类	能量
热能	2500kcal	维生素 C	100mg
钙	1500mg	维生素 D	10μg
铁	28mg	维生素 PP	18mg
锌	20mg	维生素 E	12mg
蛋白质	95g	叶酸	800μg
维生素 B_1	1.8mg	视黄醇当量	1000μg
维生素 B_2	1.8mg		

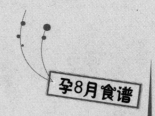

炒鸡杂

原料　鸡内脏。

辅配料　莴苣、木耳、葱、姜、酱油、盐、白糖、醋、淀粉适量。

做法　(1)将鸡腰子、肝、心、肠翻洗干净;鸡腰子去筋切片,肝、心切片,肠用沸水余一下,切成长段;莴苣切成马耳朵状。

(2)把酱油、盐、白糖、醋、淀粉调芡汁。

(3)锅内放油烧到五成热时,放鸡杂、炒散断生,再加入莴苣片、姜葱、木耳,炒出香味,然后烹入芡汁,起锅盛盘。

功效解析　含有丰富的维生素及铁质,补血益智。

清炒山药

原料　山药600克。

调料　葱末、盐、各适量。

做法　(1)将山药去皮,切成菱形片,用滚水焯一下,捞出沥干水分。

(2)锅中热油,将山药片倒入,翻炒至熟。

(3)最后加盐和葱末即可。

功效解析　山药含有蛋白质、维生素、脂肪和淀粉酶等成分,还含有碘、钙、铁和磷等人体不可缺少的无机盐和微量元素,具有补脾养胃、补肺益肾的功效。清炒山药既香脆、清淡爽口,又有益身体。

墨鱼炖排骨

原料　墨鱼1只,猪排250克,花生50克,红枣50克。

辅配料　盐。

做法　(1)将墨鱼洗净,去杂,放沸水里煮5分钟,取出洗净。

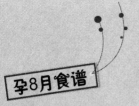

（2）将猪排洗净，煮沸，去除浮沫，捞出。

（3）把墨鱼、花生、红枣、猪排放入汤锅内，加清水适量，烧开后改用小火炖2小时，加盐即可。

功效解析 墨鱼含有多种游离氨基酸、蛋白质、脂肪和维生素、矿物质，具有养血补虚、健脾利水的功效。花生是健脑食品，有利于胎儿脑细胞分化和骨骼发育。

紫菜萝卜汤

原料 白萝卜300克。

辅配料 虾米、紫菜、料酒、葱末、姜末、盐、香油。

做法 （1）将白萝卜洗净切丝；虾米用温水发好；紫菜撕碎。

（2）锅内放油烧热，下入虾米、葱末、姜末爆香，加料酒和适量水，煮开后，倒入萝卜丝，继续煮至熟，加入紫菜，淋上香油即可。

功效解析 此汤含有丰富的钙、磷等矿物质和微量元素，孕妇食用可增进食欲，促进胎儿骨骼的发育。

鸡肉饭

原料 米饭250克，鸡肉50克，豌豆50克，鸡蛋2枚，香菇50克，冬笋50克。

辅配料 油、酱油、葱、淀粉、高汤。

做法 （1）将香菇用水发好，洗净后切成丁，葱切成细末，冬笋切成丁，鸡肉切丁，以蛋清和湿淀粉拌匀。

（2）锅内放油炒热，下鸡丁，翻炒出锅。

（3）锅内放入葱末，炒出香味，下冬笋、香菇、豌豆，炒几分钟后放入盐，倒入米饭，再倒入炒好的鸡丁和酱油翻炒即可。

功效解析 含有丰富的蛋白质、脂肪、碳水化合物及钙、铁、磷、锌等矿物质和多种维生素。

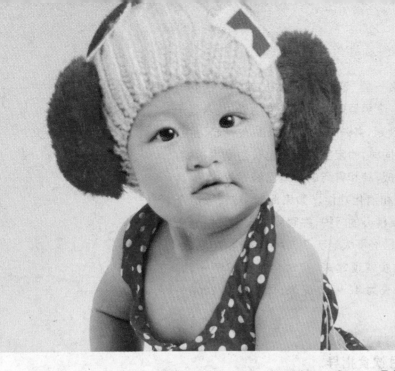

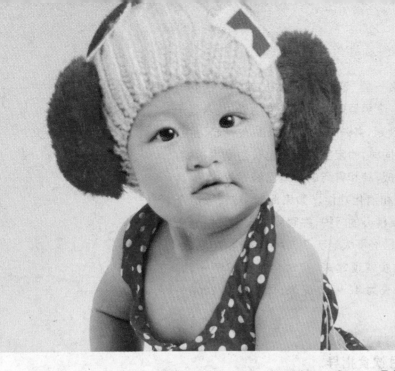

孕9月膳食营养及饮食指导

part 2

1. 孕9月母体变化与胎儿发育情况

❀ **母体变化**　孕33周到36周为孕9月。子宫继续在往上、往大长,子宫底的高达至28~30厘米,已经升到心口窝。胃被挤得消化液分泌减少,而且,越来越沉重的子宫压在膀胱上。这一切,使得孕妈妈常常感到喘不过气来,并且心跳加快,食欲开始减退,尿频更加明显了。由于腹部还在向前挺进,加之身体变得更为沉重,所以孕妈妈行动笨拙。

❀ **胎儿发育情况**　胎宝宝开始变得"漂亮"了。因为象征着成熟的特征正一点点的出现,如皮下脂肪增多,使得皮肤有了光泽和颜色,并且比以前光滑多了,因

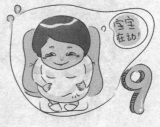

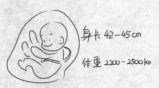

身长 42~45cm

体重 2200~2500kg

此，脸上不再那么一脸"沧桑"。原本长满全身的胎毛逐渐消退，要是一个男婴睾丸已下降到阴囊中；若是一个女婴，大阴唇隆起，并左右两侧紧紧贴在一起，生殖器官基本形成。同时，胎宝宝的指甲也长到了手指尖，内脏近乎安全形成，肺和胃肠的功能已经很发达了，具备了一定的呼吸和消化功能。如果此时早产，虽然个头并不大，但只要精心的呵护，在暖箱中宝宝可以健康地成长。胎宝宝已经不太老实了，动作经常挺剧烈，手和脚能将妈妈的腹壁顶起来，有时会把妈妈吓一跳。这时胎宝宝的身长为 42～45 厘米，体重达到 2200～2500 克。

2. 孕 9 月饮食指导

孕妈妈的胃部仍会有挤压感，所以每餐可能进食不多。需要继续控制食盐的摄取量，以减轻水肿的不适。由于孕妇的胃部容纳食物的空间不多，所以不要一次性地大量饮水，以免影响进食。

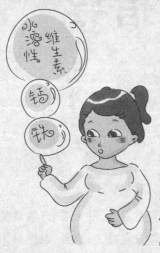

孕妈妈保证每天主食 400 克左右，总脂肪量 60 克左右。胎儿大脑中某些部分还没有成熟，因此准妈妈需要适量补充脂肪，尤其是植物油是必需的。每天保证摄入优质蛋白质 75～100 克，蛋白质食物来源以鸡肉、鱼肉、虾、猪肉等动物蛋白为主，可以多吃一些海产品。

必须补充维生素、足够的铁、钙和充足的水溶性维生素。铁摄入量不足，可影响胎儿体内铁的存储，产后易患缺铁性贫血。妊娠全过程都需要补充钙，但胎儿体内的钙一半以上是在怀孕期最后 2 个月储存的。如孕 9 月里钙的摄入量不足，胎儿就要动用母体骨骼中的钙，致使孕妇发生软骨病。

孕妇特别要注意加强最后三个月内的营养，切忌偏食，并注意膳食内所含的营养素的合理搭配。

3. 孕 9 月的主打营养素

主打营养素是膳食纤维,其作用是防止便秘,促进肠道蠕动。

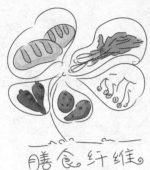

孕后期,逐渐增大的胎宝宝给准妈妈带来负担,准妈妈很容易发生便秘。由于便秘,又可发生内外痔。为了缓解便秘带来的痛苦,孕妈咪应该注意摄取足够量的膳食纤维,以促进肠道蠕动。全麦面包、芹菜、胡萝卜、白薯、土豆、豆芽、菜花等各种新鲜蔬菜水果中都含有丰富的膳食纤维。孕妈咪还应该适当进行户外运动,并养成每日定时排便的习惯。

膳食纤维

4. 孕妈妈不能食用的零食

不合理地食用零食不但会影响自身的健康,还会影响到胎儿的安危。因此,孕妈妈在选择零食时,要避免选择下列几种食物:

(1) 含铅食物

如爆米花、皮蛋等食物中就含有大量的铅。铅对大脑细胞的危害相当大,孕妈妈摄入过量的铅不但会影响自己大脑的健康,还会给胎儿大脑的健康发育带来严重的损伤,使智力低下儿的出生几率增高。

(2) 含铝食物

如油条、薄脆等。世界卫生组织提出人体每天摄铝量不应超过 60 毫克,铝会影响人的思维能力,过量的铝会损害人的脑神经。约 70 克油条中的含铝量就超过了这个数值。因此,孕妈妈最好不要吃油条、薄脆等,也不要用铝锅炒菜、铝壶烧水。

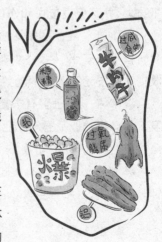

(3) 含过氧脂质的食物

如熏鱼、烧鸭、烧鹅、炸鱼等。这些食物大多都在 100℃以上的油中煎炸过,在煎炸过程中会产生对人体有害的过氧脂质,摄取过氧脂质超量会损伤人体内的某些代谢酶系统,影响大脑的健康。

（4）含糖精、味精多的食物

如一些甜饮料、休闲食品等。糖精和味精都能损害人的大脑。孕妈妈食用糖精和味精会直接影响到胎儿对锌的摄取，使胎儿智力发育缓慢，增加痴呆儿的出生几率，所以，孕妈妈应禁食糖精和味精。

（5）过咸食物，如鱼干、牛肉干等

成人每天对盐的需求量大约在 6 克，长期食用过咸食物会引起高血压、动脉硬化等症，影响血液循环。孕妈妈食用过咸的食物还会引发或加重妊娠期高血压疾病。

5. 孕妈妈可适量吃些坚果

坚果中含有大量的脂肪和蛋白质，这无论对孕妈妈的能量补充，还是对胎儿的脑发育都是不可或缺的。

坚果中含有的油脂虽多，但却多以不饱和脂肪酸为主。对于胎儿大脑发育来说，需要的第一营养成分就是脂类（不饱和脂肪酸）。据研究，大脑细胞由 60% 的不饱和脂肪酸和 35% 的蛋白质构成。另外，坚果中含有 15%～20% 的优质蛋白质和十几种重要的氨基酸，这些氨基酸都是构成脑神经细胞的主要成分。

❋ **核桃**　补脑、健脑是核桃的第一大功效。另外，其含有的磷脂具有增长细胞活力的作用，能增强机体抵抗力，并可促进造血和伤口愈合。

❋ **花生**　花生的蛋白质含量高达 30% 左右，其营养价值可与鸡蛋、牛奶、瘦肉等相媲美，而且容易被吸收。花生皮还有补血的功效。

❋ **松子**　松子含有丰富的维生素 A、维生素 E 以及人体必需的脂肪酸、油酸、亚油酸和亚麻酸，具有防癌抗癌、益寿养颜的功效。

❋ **榛子**　榛子含有不饱和脂肪酸，并富含磷、铁、钾等矿物质，以及维生素 A、B$_1$、B$_2$，经常吃可以明目、健脑。

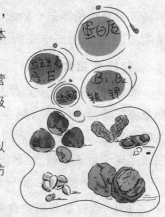

6. 孕妈妈一日三餐原则

(1) 早餐：远离高 GI 食物

孕妈妈如果想一整天都让自己保持最佳状态，那么吃一顿营养美味的早餐尤其重要。如果孕妈妈每天早上只吃两片白面包，那么很容易感到疲劳。因为精致白面包等碳水化合物就是所谓高 GI 食物，会使血糖迅速升高，随之人体将释放大量的胰岛素，又令血糖急速下降，从而让人产生疲倦感。

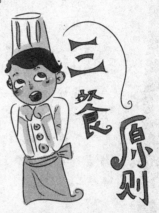

让孕妈妈充满活力的早餐应该是富含纤维的全麦类食物，并搭配质量好的蛋白质类食物，例如牛奶、蛋类，淀粉和蛋白质的摄取比例最好是 1:1，加上几片黄瓜或一个西红柿，配上 1 杯牛奶或果汁。这些食物含有丰富的 B 族维生素，能持续提供充沛活力。

(2) 午餐：营养补元气饮食

孕妈妈的午餐一定要注意控制淀粉类食物的摄入量。因为午饭过后，常常会觉得昏昏欲睡，其实，这往往就是食物惹的祸。如果午餐吃了大量米饭等淀粉含量高的食物，同样也会造成血糖迅速上升，从而产生困倦感。

对于孕妈妈来说，健康的午餐淀粉类不要吃得太多，还应该多吃些蔬菜水果补充维生素，有助于分解早餐所剩余的糖类及氨基酸，从而为身体提供能量。

(3) 晚餐：简单又营养

孕妈妈的消化功能较以前有所减退，所以晚餐千万不要吃太多。这是因为一顿丰盛、油腻的晚餐会延长消化时间，加重胃肠负担，而且还会导致夜里依然兴奋，从而影响睡眠质量。

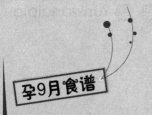

香菜牛肉末

原料 牛肉 200 克,香菜 100 克。

辅配料 葱、姜、酱油、糖、花生油、清汤、香油、精盐各适量。

做法 (1)将牛肉洗净,沥干水剁碎;香菜择洗干净,滴干水,切成小段;葱、生姜洗净,切成末。

(2)净锅置火上,放入花生油烧热,下入葱、生姜末煸香,放入牛肉煸炒,炒至水分干时加上酱油、清汤,用小火煨至牛肉熟烂,放入精盐、香油、香菜段调味即可。

功效解析 此菜内含有蛋白质、脂肪、钙、磷、铁、维生素 B_1、维生素 B_2 及纤维素等,营养丰富,适宜于孕妇食用。

清炒虾仁

原料 活虾 250 克。

调料 姜、葱、蛋清、料酒、盐、淀粉、香油。

做法 (1)虾去头壳取虾仁,洗净后控干水分,用蛋清、盐、料酒、干淀粉上浆至粘。

(2)另用清水、料酒、盐、味精、湿淀粉调芡汁备用。

(3)锅内放油烧至六七成热,滑入虾仁炒散后,加入葱花略加翻炒,倒入芡汁,出锅前加数滴香油。

功效解析 此菜含有丰富的优质蛋白质、维生素 A、烟酸及多种矿物质。

红烧海参

原料 水发海参 500 克,瘦肉 200 克,白菜 300 克。

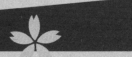

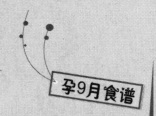

辅配料 姜、葱、酱油、白糖、料酒、耗油、香油、淀粉、高汤。

做法 （1）海参和姜、葱一起用开水煮5分钟，捞出海参控干,切块。

（2）瘦肉切丝,加入酱油、淀粉和香油拌匀待用;白菜洗净,以油、盐、水灼熟后围于碟边。

（3）锅内放油烧热后,爆香姜、葱,加入盐、白糖、酱油、料酒、瘦肉及海参,煮至海参软烂时,以耗油、淀粉、香油和湿淀粉调制勾芡即成。

功效解析 海参的营养价值极高,含丰富的蛋白质、钙和钠,是滋补食品,具有补血调经和安胎的功效,更有利于生产,适宜于怀孕后期食用。

三鲜蘑菇

原料 鲜蘑菇200克,青豆50克,嫩玉米50克,番茄1个。

辅配料 葱、姜、盐、淀粉。

做法 （1）将蘑菇去蒂洗净,切丁;番茄切丁;玉米、青豆煮熟后备用。

（2）锅内放油烧至六成热后,先翻炒蘑菇几下,放青豆、玉米合炒,下肉汤,烧开,放番茄、姜、葱、盐,烧入味,勾芡即成。

功效解析 此菜含有蛋白质、钙、磷、铁、维生素及烟酸等多种营养成分。

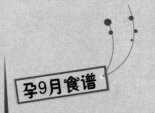

冬瓜绿豆汤

原料 冬瓜 250 克,绿豆 1 汤匙。

辅配料 高汤、生姜、葱、盐。

做法 (1)汤锅上火加高汤烧沸,姜洗净拍碎放入锅内,葱洗净入锅。

(2)绿豆淘洗干净,去掉浮于水面的豆皮,然后入汤锅炖烂。

(3)冬瓜去皮去瓤,洗净,切块投入汤锅内,炖至软而不烂,加少许盐即可。

功效解析 清热利尿解暑。适用于夏季水湿阻滞引起的小便不利或小便色黄而少,口渴心烦,浮肿或尿道感染灼热疼痛等病症。

桂花馒头

原料 馒头粉 500 克,鸡蛋 4 枚,桂花 30 克,白糖、香油、果脯适量。

做法 (1)鸡蛋打入盆内,加上白糖,再加入馒头粉和桂花,用筷子轻轻拌匀。

(2)将小瓷碗或瓷杯的里面抹上一层香油,放入一点青红丝,再将搅好的面糊倒入,大半碗即可,上笼用大火蒸熟,取出扣在盘内即可。

功效解析 含丰富的蛋白质、碳水化合物、维生素 A、B_1、B_2 及多种矿物质。

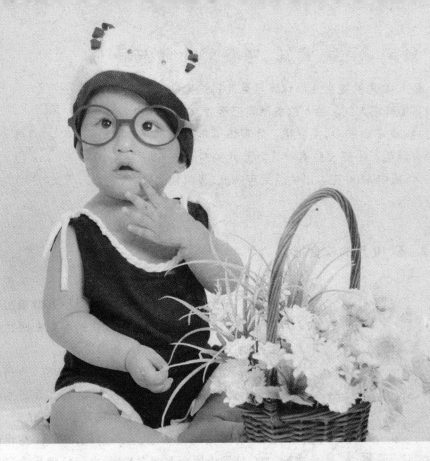

art 3

孕10月膳食营养及饮食指导

1. 孕10月母体变化与胎儿发育情况

❋ **母体变化** 孕37周到40周为孕10月。孕妇在这几周中会很紧张,感觉心情烦躁焦急等,这都是正常现象。同时孕妇在这几周中身体会越来越感到沉重,因此要注意小心活动,避免长期站立,洗澡的时候避免滑倒等。好好休息,密切注意自己身体的变化,随时做好临产的准备。

❋ **胎儿发育情况** 进入怀孕的最后阶段,到37周以后胎儿就可以称为足月儿

135

了(37 周到 42 周的新生儿都称为足月儿),这意味着,宝宝随时可能降临人间。胎儿的各器官已经发育成熟。皮肤粉红色,皮下脂肪多,头发粗。外观体形丰满,肩背部有时尚有毳毛。足底皮肤有纹理。胎儿的身长在 50 厘米左右,体重约 3400 克。出生后哭声响亮,吸吮能力强,能很好存活。

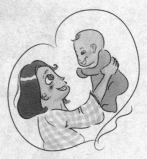

2. 孕 10 月的饮食指导

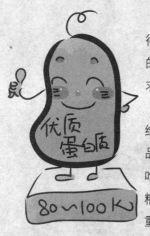

进入最后的冲刺阶段,营养的贮存对准妈妈来说显得尤为重要。安全、健康、合理的饮食,是胎儿健康出生的必要前提。不过,有些体重增长过快的孕妇在医生要求下开始控制饮食,为了防止胎儿长得过大。

孕妈妈每天应摄入优质蛋白质 80～100 克,为将来给宝宝哺乳做准备。可多吃些脂肪和糖类含量高的食品,为分娩储备能量做准备。饮食的调味要尽量清淡,少吃盐和酱油,可多喝粥或面汤,容易消化,还要注意粗细粮搭配,避免便秘。饮食要全面均衡,准妈妈根据自身体重的增加来调整食谱,食谱要多种多样,保证每天食用两种以上的蔬菜,保证维生素营养全面均衡。

3. 孕 10 月的主打营养素

本月的主打营养素是维生素 B_1(硫胺素),其作用是避免产程延长,分娩困难。

最后一个月里,必须补充各类维生素和足够的铁、钙、充足的水溶性维生素,尤其以硫胺素最为重要。如果维生素 B_1 不足,易引起准妈妈呕吐、倦怠、体乏,还可影响分娩时子宫收缩,使产程延长,分娩困难。维生素 B_1 在海鱼中的含量比较高。

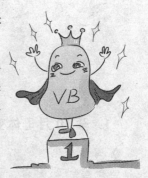

4. 临产时的饮食安排

生产相当于一次重体力劳动,产妇必须有足够的能量供给,才能有良好的子宫收缩力,宫口开全后才能将孩子娩出。如果产妇在产前不好好进食、饮水,容易造成脱水,引起全身循环血容量不足,供给胎盘的血量也会减少,容易使胎儿在宫内缺氧。

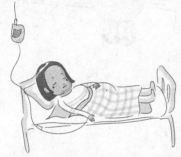

由于阵阵发作的宫缩痛,常影响产妇的胃口。产妇应学会宫缩间歇期进食的"灵活战术"。饮食以富于糖分、维生素、易消化的为好。根据产妇自己的爱好,可选择蛋糕、面汤、稀饭、肉粥、藕粉、点心、牛奶、果汁、苹果、西瓜、橘子、香蕉、巧克力等多样饮食。食物应稀软、清淡、易消化,少吃多餐。机体需要的水分可由果汁、水果、糖水及白开水补充。注意既不可过于饥渴,也不能暴饮暴食。

临产期间,由于宫缩的干扰及睡眠的不足,产妇胃肠道分泌消化液的能力降低,蠕动功能也减弱,吃进的食物从胃排到肠里的时间(胃排空时间)也由平时的 4 小时增加至 6 小时左右,极易存食。因此,最好不吃不容易消化的油炸或肥肉类油性大的食物。

临产时,若产妇恶心、呕吐、进食过少时,应及时报告医生。医生根据具体情况给产妇输注葡萄糖、生理盐水,以补充营养,供应分娩所需的能源。产妇能进食者,应尽量自己经口摄取足够的营养,不要依赖静脉补液。

5. 分娩时要重视食物补充

产妇在分娩过程中要消耗极大的体力,而且持续时间较长,这一过程相当于一次重体力劳动。能量的消耗必须在分娩过程中适时给予补充,才能适应产妇顺利分娩的需要。这些能量消耗光靠产妇原来的体内储备能量是不够的,如果在分娩过程中不能及时补充,产妇的体力有可能跟不上,会使产程延长或出现难产。

分娩过程中推荐食用巧克力,巧克力含有丰富的营养素,每 100 克巧克力中含碳水化合物 55~66 克,脂肪 28~30 克,蛋白质约 15 克,还含有矿物质铁、钙以及维生素 B_2 等,同时,巧克力中的碳水化合物可迅速被人体吸收利用,增强体力。

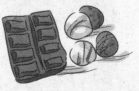

6. 分娩前的饮食禁忌

(1) 忌饥饿

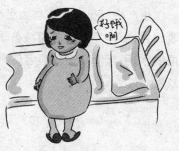

临产前,由于紧张或错误的认识,有的孕妈咪觉得还是空着肚子分娩好,这是错误的。因为孕妈妈分娩时会消耗大量的体力。若临产前进食不好,可能会在分娩时没力气,从而导致滞产、产程延长。

(2) 忌吃不易消化的食物

孕妈咪在临产前不宜食用难于消化的食物,如油腻食品等,否则会增加胃肠负担,不仅对分娩无益,还会造成难产等问题。

7. 产前吃巧克力好

产妇在临产前要多补充些热量,以保证有足够的力量,屏气用力,顺利分娩。很多营养学家和医生都推崇巧克力,认为它可以充当"助产大力士",并将它誉为"分娩佳食"。

一是巧克力营养丰富,含有大量的优质碳水化合物,而且能在很短时间内被人体消化吸收和利用,产生大量的热量,供人体消耗。

二是由于巧克力体积小,发热多,而且香甜可口,吃起来也很方便。产妇只要在临产前吃一两块巧克力,就能在分娩过程中产生热量。

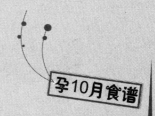

枸杞炖乌鸡

原料 乌鸡一只(700克左右),枸杞子15克。葱段、姜片、盐少许。

做法 (1)把乌鸡宰杀去毛洗净,枸杞子用水泡软,葱姜切好。

(2)锅中放入水煮开,把乌鸡放入,水要没过乌鸡,烧开后撇去浮沫,将葱段、姜片、枸杞子放入烧开,用小火慢炖,待乌鸡熟后,放少量盐即可。

功效解析 此菜汤汁乳白,鸡肉细嫩,口味咸鲜,富含营养。乌鸡有较高的食用和药用价值,非常适合临产的孕妇食用。

枸杞一般不宜和过多温热的补品如桂圆、红参、大枣等共同食用。

青果炖猪肚

原料 猪肚1个,青果15粒,盐少许。

做法 洗净猪肚,先用开水烫一下,再和青果一起,加适量清水炖至猪肚熟烂即可。

功效解析 青果炖猪肚是中国传统的产前清胎火的药膳,效果明显。使用时可以加少许食盐调味,以喝汤为主。产前最后1周服用1次即可,可明显减少因胎火所引起的新生儿红斑等问题。

冬苋菜粥

原料 冬苋菜150克,粳米100克。

辅配料 盐。

做法 （1）将冬苋菜择洗干净,切成细丝;粳米淘洗干净,直接倒入锅内,加清水适量。

（2）煮开后加入冬苋菜,并不时地搅动,用小火煮至粥烂,食用时可加食盐调味。

功效解析 清热、滑窍,顺胎产,孕妇临产前常食,能使胎滑易产。

陈皮白糖海带粥

原料 水发海带100克,粳米100克,陈皮,白糖适量。

做法 （1）将海带切成碎末;陈皮用清水浸透,清洗干净,待用。

（2）粳米淘洗干净,直接放入锅内,加水适量,煮开后加入陈皮、海带,并不时搅动,用小火煮至粥后,再加入白糖调味即成。

功效解析 补气养血,清热利水、安神健身。孕妇临产食用,能蓄积体力,有足够力气完成分娩过程。

空心菜粥

原料 空心菜200克,粳米100克,盐适量。

做法 （1）将空心菜择洗干净,切细;粳米淘洗干净。

（2）锅内放清水、粳米,煮至粥将成时,加入空心菜、盐,再继续煮至粥成。

功效解析 清热、凉血、利尿,孕妇临产前食用能滑胎易产。

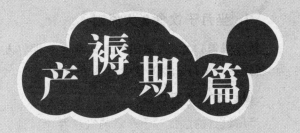

产褥期篇

★产褥期营养及饮食指导

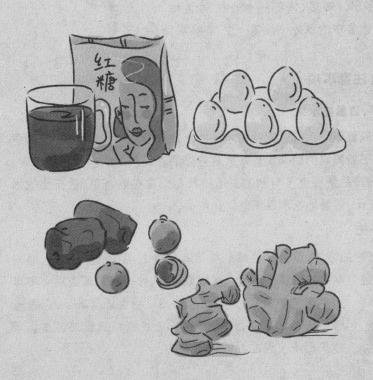

1. 坐月子饮食3大原则

新妈妈胃口大开,家里的老人或者亲朋好友纷纷"献上"妙方,但是专家则认为,新妈妈在坐月子期间饮食有所讲究。

(1) 食量不宜过多

产后过量的饮食对于产后的恢复并无益处。如果准妈妈奶水很多,食量可以比孕期稍增;如果你的奶量正好够宝宝吃,则与孕期等量亦可;如果你没有奶水或是不准备母乳喂养,食量和非孕期差不多就可以了。

(2) 食物品种多样化

产后饮食虽有讲究,但忌口不宜过。进食的品种越丰富,营养越平衡和全面。除了明确对身体无益的,和吃后可能会过敏的食物外,荤素菜的品种应尽量丰富多样。

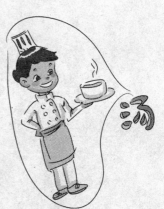

(3) 食物水分要充足

乳汁的分泌是新妈妈产后水的需要量增加的原因之一,此外,产妇大多出汗较多,体表的水分挥发也大于平时。因此,产妇饮食中的水分可以多一点,如多喝汤、牛奶、粥等。

2. 月子饮食注意事项

(1) 多吃蔬菜,适量吃水果

蔬菜想吃就吃,只要不是入口感觉特别冰凉的水果,就可以适当地吃。蔬菜中有大量的维生素,对于新妈妈的精神恢复是大有好处的。蔬菜中的水分和纤维素,水果中的果胶对防治产后便秘也是有利的。所以产后仍应多吃蔬菜,适当地吃水果。在天气炎热的夏天,适量地吃水果还能防止中暑。

(2) 红糖吃十天

历来有产后吃红糖的习惯,因为红糖具有益气及化食之功,能健脾暖胃,散寒活血。此外,红糖还含有丰富的胡萝卜素及一些微量元素,这些都是新妈妈必不可

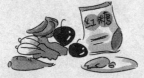

少的营养。但是,无限制地食用红糖会适得其反,会造成慢性失血性贫血,反而影响子宫复原和妈妈的健康。所以产后吃十天左右的红糖最好。

(3) 喝催奶汤有讲究

鸡汤、排骨汤和猪蹄汤有利于泌乳,因为乳汁的主要构成成分是水,这些营养汤的作用就是提供营养的同时也提供足够的水分。同时也要吃肉,以保证奶水的营养。但要注意,头三天不要喝大量的汤。因为此时乳腺管还未完全通畅,如果太急着喝催奶的汤,在产后前两三天的涨奶期可能会痛得母亲想哭。

(4) 不要吃得太油腻

喝汤时,应把上面的一层油撇掉,汤中的油多了,奶水中的脂肪量也会增加,新生儿的消化功能还不完备,奶中过多的脂肪有可能会使他拉肚子。如果在第一个月,宝宝大便次数很多,且没有其他原因,多半是妈妈吃得太油了。

(5) 清淡为宜

顺产的妈妈出了产房,只要想吃就可以吃点东西,一开始以清淡为宜,等胃口恢复后想吃什么就吃什么,基本不用忌口,如果是母乳喂养的,多吃利乳通乳的食物。不要吃人参,人参会回奶。

(6) 忌生冷

新妈妈由于分娩消耗大量体力,分娩后体内激素水平大大下降,新生儿和胎盘的娩出,都使得代谢降低,体质大多从内热变为虚寒。因此,中医主张产后宜温,过于生冷的食物不宜多吃。如冷饮、冷菜、凉拌菜等,从冰箱里拿出来的水果和菜最好热过再吃。

(7) 食物宜富营养且易消化

剖宫产的妈妈在术后 6 小时内应当禁食,6 小时后宜服用米汤,以增强肠蠕动,促进排气。易发酵产气多的食物,如糖类、黄豆、豆浆、淀粉等食物,产妇也尽量少吃,以防腹胀。排气后,再由流质改为半流质,食物宜富有营养且消化。如蛋汤、烂粥、面条等,再逐渐恢复到正常。应禁忌过早食鸡汤、鲫鱼等油腻肉类汤和催乳食物。

3. 适合产妇食用的食物

每个孕妇在分娩时都要消耗很多的体力,因此在坐月子期间要好好的把身体补起来,下面是几种产妇每天应吃的滋补食物。

(1) 红糖水

新妈咪在阴道分娩时,精力和体力消耗非常大,加之失血,产后还要哺乳,故需

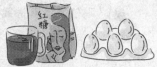

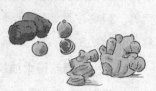

要补充大量铁质。红糖水能够活血化瘀,还能够补血,并促进产后恶露排出,确实是新妈咪在产后的补益佳品。

不要以为红糖水喝得越多越好,如果喝得时间太长,反而会使恶露血量增多,引起贫血。一般来讲,产后喝红糖水的时间以 7~10 天为宜。

(2) 鸡蛋

鸡蛋含蛋白质丰富,且利用率高,还含有卵磷脂、卵黄素及多种维生素和矿物质,尤其是其含有的脂肪易被吸收,有助于新妈咪恢复体力,维护神经系统的健康,减少抑郁情绪。

新妈咪每天吃 2~3 个鸡蛋即足够,最好分为两餐吃。每天吃 10 个鸡蛋的营养功效与吃 3 个鸡蛋几乎是一样的,过多摄取反而容易诱发其他营养疾病。

(3) 小米

小米是传统的滋补食物,其中富含维生素 B_1 和维生素 B_2,膳食纤维素含量也很高。它可以帮助新妈咪恢复体力,并能刺激肠蠕动,增加食欲。

小米粥不宜煮得太稀;也不应完全以小米为"月子"里的主食,不然会营养不均衡,缺乏其他营养素。

(4) 芝麻

芝麻中富含蛋白质、脂肪、钙、铁、维生素 E 等多种营养素,是新妈咪产后十分需要的营养,可以提高并改善饮食的营养质量。

最好选择黑色食品——黑芝麻,它的营养价值要比白芝麻更高一些。

(5) 鸡汤、鱼汤、肉汤

"月子"里的新妈咪出汗多,加之分泌乳汁,需水量要高于普通人,故大量喝汤对身体补水及乳汁分泌都是十分有益的。这些汤类中含有易于人体吸收的蛋白质、维生素及矿物质,且味道鲜美,还可刺激胃液分泌,既可提高新妈咪的食欲,还可促进乳汁分泌。

喝汤要注意适量,不要无限制,不然容易引起乳房胀痛。

(6) 红枣

红枣又名大枣,是一种营养佳品。由于其含有人体必需的多种维生素和氨基酸、矿物质而深受人们的喜爱。中医认为红枣具有益气养血、健脾益智的功效。红枣维生素含量高是其最突出的特点。另外,红枣含有丰富的钙和铁,对防治骨质疏松和贫血有重要作用。

新妈妈在产后身体一般都比较虚弱,多有胃寒的情况,时常感食欲不振。红枣能补益脾胃,补中益气,产后脾胃虚弱和肠胃不佳的新妈妈,多吃红枣能改善胃肠功能。此外,红枣还能补气血,增强体力,改善新妈妈产后无力的症状。

(7) 桂圆

桂圆即龙眼。桂圆含有丰富的糖分、维生素、矿物质,营养丰富。中医认为,桂圆性温、味甘,有补心安神、养血益脾的功效,为滋补良品。

产妇体虚阳气不足,气血、脾胃虚弱,宜温热,因此用性温助火、养血益脾的桂圆是再好不过的,对产后身体的恢复十分有利。但桂圆甘温大热,一切阴虚内热体质及患热性疾病者均不宜食用,产后最初的几天也最好不要吃桂圆。

专家建议,产后3至4天,可先吃些清淡质软易消化的食物,待肠胃功能有所恢复,大约1周后可逐渐进食桂圆汤、桂圆粥等,以促进气血及脏腑组织的正常运行。

(8) 当归

当归对女性的经、带、胎、产各种疾病都有治疗效果,所以中医称其为女性之圣药,具有镇静、镇痛、抗炎的作用。对产后子宫恢复具有较好的作用。另外,当归还可增强造血功能,有补气活血作用,是理想的补血药材,新妈妈适量服用可有效预防产后贫血。

当归具有非常高的营养价值和药用价值,然而再营养的食品也不是一补百补的,尤其是新妈妈,在服用前还是要好好咨询一下医生,根据自己的身体情况适宜服用。

(9) 山药

山药含有淀粉糖化酶、淀粉酶等多种消化酶,有促进消化的作用,是一味平补脾胃药食两用之品。而其含有的淀粉酶、皂苷、游离氨基酸、多酚氧化酶等物质,具有滋补作用。由于山药中淀粉含量非常丰富,而淀粉类正是宝宝最需要的营养之一,新妈妈常吃山药对宝宝的正常发育非常有益。

其次,山药所含的大量黏液蛋白质能预防心血管系统的脂肪沉积,保持血管的弹性,能有效预防动脉粥样硬化,并具有一定的减肥作用,对于孕期营养过剩的新妈妈们不失为一个很好的瘦身食品。

(10) 生姜

产后新妈妈适量食用生姜,可以起到开胃、促进消化的作用。生姜性温热,具疏风散寒之功效,可促进血液循环,能促使产后恶露排出。

生姜虽然有益于恶露的排出,但是需要注意的是,如果恶露突然增多或颜色变鲜红,就应暂时停止或减少生姜的食用量,以免使恶露排不净,造成贫血。

(11) 莲藕

莲藕中含有大量淀粉、维生素和矿物质,营养丰富,清淡爽口,是传统的祛瘀生新良药。莲藕不仅能够健脾益胃,而且具有良好的清热生乳功效,尤其是其含有的丰富维生素 K,具有收缩血管和止血的作用。产后新妈妈多吃莲藕,能及早清除腹内积存的淤血,增进食欲,促进消化,促使乳汁分泌,提高乳汁质量,有助于对宝宝的喂哺。

莲藕性偏凉,新妈妈最好在产后 2 周以后开始食用。脾胃消化功能不良、大便溏泄者不宜生吃莲藕。另外,煮莲藕时忌用铁制炊具,以免引起食物发黑,影响色泽。

(12) 枸杞

枸杞自古就是滋补养人的上品,是常用的营养滋补佳品。其所含的营养成分十分丰富,不仅含有铁、磷、钙等物质,而且还含有大量糖、脂肪、蛋白质、氨基酸、多糖色素、维生素等,有润肺清肝、滋肾益气、生精助阳、强健筋骨的功效。对于肾虚的人,枸杞无疑是一种不可多得的保健营养品。

刚刚生完宝宝的新妈妈,难免会出现身体虚弱的情况,而枸杞则具有滋补虚弱的作用,新妈妈适量食用一些,对恢复体力很有帮助。另外,枸杞还有提高人体免疫力的作用,常吃可增强体力,避免因感染疾病而影响喂哺。

枸杞并不是所有人都适合服用。体质虚弱、抵抗力差的人可以多吃点枸杞,但枸杞温热身体的效果相当强,有感染症状、红肿热痛或脾胃虚弱、消化不良、腹胀腹泻、火气大的人不适合服用。

4. 产妇不宜多吃营养滋补品

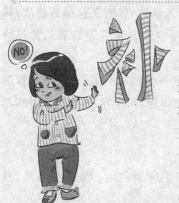

乳母每天需要的热量约为 3000 千卡,其中包括蛋白质 90～100 克,钙质 1200 毫克,铁 28 毫克。如果产妇每天吃主食 400～500 克,肉类或鱼类 200～250 克,鸡蛋 1～3 个,豆制品 100 克,豆浆或牛奶 250～500 克,新鲜蔬菜 500 克,水果约 200～400 克,基本上就可满足哺乳期的营养需要。因此,乳母正常情况下不需进补。

若身体确有不适,可适当进补,但宜对症,科学进补。

5. 坐月子宜适量活动

现在生活条件好了,很多家庭会请月子保姆,家人围着产妇和孩子转,所以产妇整天多吃不动,这样往往不利于产后身体恢复。分娩消耗了大量的体力,生殖器官也受到一定的损伤,月子期间应该多吃些营养丰富、滋补而又易于消化吸收的食物,尽量多休息。但也要注意劳逸结合,不能光吃不动,这样不利于子宫恢复,不利于胃肠蠕动,过多的能量还转化为脂肪导致肥胖。现在提倡产后早下床活动,适当进行产后锻炼。

理论和实践证明产妇积极进行产后锻炼十分必要,有利于生殖系统、泌尿系统、消化系统、循环系统、体形和体态方面的恢复。锻炼也要注意适度的坚持,不可过量,可分阶段进行。

产后多吃少动是不科学的,产妇应该适当多吃,在原来饮食量基础上增加150克动物性食品和100克主食即足够,积极进行适当的产后锻炼。

6. 月子饮食不应禁盐

产后烹调应以清淡为主,但并不等于越清淡越好,甚至所有食物避免放盐或其他调味品都是不正确的。

钠是人体中必不可少的重要元素,食盐是人体获得钠的主要来源。钠是细胞外液的主要阳离子,在调节体液的酸碱平衡、维持细胞内外液渗透压平衡,参与糖代谢,维持细胞肌肉的应激性有重要作用。人体需要钠约为 2000～3000 毫克,一般情况下,人体内钠不会缺乏,但是在某些情况下,如禁食或少食,对膳食钠的限制过于严格等使钠的摄入过低情况下,或高温、重体力劳动、过量出汗、反复呕吐等使钠过量排出情况下,都会发生缺钠。

产妇产后大量出汗,特别是在夏天生产,出汗更多,带走了大量的钠,如果不适当补钠,时间长了血中钠的浓度就不能维持在正常水平,不但影响体液的平衡,还会影响肌肉的应激性,人体会无力,血压过低。过低的血压易造成脑部缺血,后果严重。营养学会提倡孕产妇钠的摄入量每天 2500毫克左右,如出汗多者酌量增加。天然食物中钠的含量一般较低,普通膳食中食物钠的含量约 500 毫克,余下的由盐或酱油等调味品提供,一般 1 克食盐含钠约 400

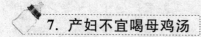

毫克,而1克食盐相当于5毫升酱油,所以产后每天需5~6克的盐或30毫升的酱油,不主张多吃盐腌食品或罐头食品。

7. 产妇不宜喝母鸡汤

母鸡一直被认为营养价值高,能增强体质,增强食欲,促进乳汁分泌,是产妇必备的营养食品。但是科学证明吃母鸡、喝母鸡汤会出现回奶现象。由于产后血液中激素浓度大大降低,这时催乳素就会发挥催乳作用,促进乳汁分泌。而母鸡中含有大量的雌激素,因此产后大量食用母鸡会加大产妇体内雌激素的含量,致使催乳素功能减弱甚至消失,导致回奶。另外母鸡体内脂肪含量高,经过长时间熬制的母鸡汤里脂肪含量也很高,产妇喝了易发胖,也会使乳汁中脂肪含量过高,使婴儿发生消化不良、腹泻。而公鸡体内所含的雄激素有对抗雌激素的作用,因此会使乳汁增多。并且公鸡所含脂肪较母鸡少,不易导致肥胖,婴儿也不会因为乳汁中脂肪含量高引起消化不良、腹泻。

所以产后多食公鸡对母婴有利。另外鱼汤、羊肉汤、排骨汤等营养又丰富,都是不错的选择,是产后必备的食品。

8. 产后不宜马上喝汤

从分娩到产奶,中间有一个环节,就是要让乳腺管全部畅通。如果乳腺管没有全部畅通,而产妇又喝了许多汤,那么分泌出的乳汁就会堵在乳腺管内,严重的还会引起产妇发烧。所以,要想产后早产奶,一定要让新生儿早早吮吸妈妈的乳房,刺激妈妈的乳腺管多泌乳。待乳腺管全部畅通后,再喝些清淡少油的汤,如鲫鱼豆腐汤、黄鳝汤等,对妈妈下奶有所帮助。

9. 产后不宜多服人参

产后服用人参以及过量服用人参是不科学的,原因包括以下:

✿ 导致出血过多 中医认为"气行则血行,气盛则血畅",人参是大补元气的药,服用后可以使血液循环加速,对于刚分娩的产妇有害无益。在分娩过程中,内外生殖器的血管多有损伤,需要一定时间去修复。若此时即服用人参,不利受损的血管自行愈合,容易造成流血不止,出血过多,严重发生大出血情况。

✿ 不利于产妇体力的恢复 由于人参含有作用于中枢神经、心脏血管的有效成分

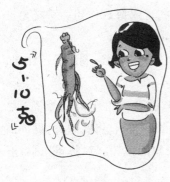

以及人参多甙等多种成分,会产生广泛的兴奋作用,服后会出现失眠、烦躁、心神不宁等症状,大量服用人参还会造成精神过度兴奋而出现错乱。

当然,产妇也不是绝对不能服用人参。健康的产妇在产后三周左右伤口已愈合,新生的子宫内膜基本形成,恶露已基本干净,如果此时服用一些人参,既可以补养身体,增强产后元气,有利于体力恢复,又不会引起烦躁不安、出血过多。一次服用人参不宜过多,每次5～10克为宜,不可连续服用,隔3～7天可再服用,根据具体情况而定。

10. 月子里可以吃水果吗

产后进食鱼肉较多,鱼肉鸡蛋中确含有高蛋白、高脂肪、高胆固醇及高脂溶性的维生素,但水溶性维生素、纤维素及一些有机酸、微量元素的含量却很低下,而水果中则含有大量的碳水化合物、维生素、微量元素等,它能弥补单纯进食鱼肉蛋类的不足;如两者合理搭配食用,则能取长补短,相得益彰。简单介绍一下常见水果的作用。

❀ 苹果　苹果味甘凉,性温,主要为碳水化合物。含有丰富的苹果酸、鞣酸、维生素、果胶及矿物质,可预防和治疗坏血病、癞皮病,使皮肤润滑、光泽。其粘胶和细纤维能吸附并消除细菌和毒素,能涩肠、健胃、生津、开胃和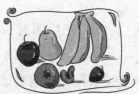解暑,尤其对治疗产妇腹泻效果更佳。苹果还能降低血糖及胆固醇,有利于患妊娠高血压综合征、糖尿病及肝功能不良产妇的产后恢复。此外苹果中含大量钾盐,能与体内过剩的钠盐结合并排出体外,故低钾及摄盐过多者食用苹果是有益的。

❀ 橘　橘味甘酸,性温,含大量维生素,尤以维生素C最多,并含丰富的钙质,能保护毛细血管的完整性,使皮肤变得柔嫩,防止产后面部皮肤皱纹形成,可起到一定的美容作用。橘皮则含较多的柠檬酸及维生素D,泡水饮用可止咳化痰、顺气开胃及消肿止痒,并能促进婴儿对钙的吸收,防止小儿佝偻病的产生,增加产妇对严寒的抵抗力,对产妇受凉后伤风咳嗽,有增强药物治疗的作用。每日用橘核20～30粒捣烂水煎服用,可防止乳胀发展成乳腺炎。

❀ 梨　梨味甘,性寒,含大量水分,有清火解热、润肺、止咳化痰及利尿通便之功效。产后风热感冒、咳嗽和多痰者宜多食之,小便淋浊不通者多食梨可使小便清亮、通畅。

❀ **荔枝** 荔枝味甘,性温,有补脾益肝、止咳养神和止渴解乏作用。可减少产后恶露,对产后肝脾虚弱者尤佳。

❀ **香蕉** 香蕉味甘,性寒,含大量磷、铁及纤维素,有润肺滋肠、利胆降压作用,是防治产后便秘的首选水果。

❀ **山楂** 山楂含大量碳水化合物、维生素及钙、磷、铁等,其中钙含量为诸果之冠。还含有山楂酸、柠檬酸、苹果酸、果糖及黄酮类,有散瘀消积、化痰解毒、提神清脑、止血清胃和增进食欲的作用,能降低血压及血胆固醇的含量。对脾胃虚弱、肝功能不良和厌油纳差的产妇有辅助治疗作用。

水果种类繁多,除上述的几种外,还有甘蔗、罗汉果、草莓、芒果、桃子、猕猴桃、葡萄、西瓜等,产妇可根据自己的口味,每日选择两三种食用。除产后3~4天里不要吃特别寒性的水果如梨、西瓜,在接下来的日子里,应该每天吃2~3个水果。有的产妇在吃水果的时候会用微波炉将它加热,这样做其实是不科学的。因为水果里的维生素很容易氧化,加热或久置都会使营养成分损失。食用的方法很多,通常是将水果在开水中洗净,泡温热后去皮食之。

总之,产后吃水果没有什么特殊禁忌,但凡事都有一个度,要适量,水果不要吃得过多,以免影响其他食物的摄入,导致营养的摄入不全面。

11. 产后不宜长时间喝红糖水

有些人觉得,产妇在分娩后元气大损,多吃一些红糖可以补养身体。红糖固然具有益气养血、健脾暖胃、驱散风寒、活血化淤的功效,可以帮助产妇补充碳水化合物和补血,促进恶露排出,有利于子宫复位,但不可因红糖有如此多的益处,就认为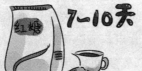吃得越多越好。过多饮用红糖水,不仅会损坏产妇的牙齿,如果在夏天里坐月子的产妇喝得过多,还会导致出汗过多,使身体更加虚弱,甚至引起中暑。另外,红糖水喝得过多会增加恶露中的血量,造成产妇继续失血,反而引起贫血。正确做法是产妇在产后喝红糖水的时间以7~10天为宜。

12. 鸡蛋吃多也中毒

在日常生活中,常常让一些体虚、大病初愈的患者及产妇大量吃鸡蛋,以增强体质。然而,效果往往并不明显,甚至出现副作用,诸如腹部胀闷、头目眩晕、四肢乏力,严重者还可导致昏迷。现代医学把这些症状称之为"蛋白质中毒综合征"。

体虚之人、大病初愈的患者和产妇,都因各种原因引起肠胃消化机能减退,若

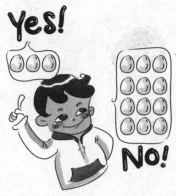

在此时大量吃鸡蛋,就会增加消化系统的负担。多吃鸡蛋,体内蛋白质含量过高,在肠道中造成异常分解,产生大量的氨,这种氨是有毒的,一旦氨溶于血液之中,则对人体有害。有时未完全消化的蛋白质在肠道中腐败,产生羟、酚、吲哚等,这些化学物质对人体的毒害也很大,因而出现上述"蛋白质中毒综合征"的病理表现。按人体对蛋白质的消化、吸收功能来看,每日吃2～3个鸡蛋就足够了。

13. 产妇更需要补钙

母乳中含有供孩子成长所需的钙质,有数据显示,产妇如果每日泌乳1000～1500毫升,就要失去500毫克左右的钙,由此可见产后女性钙流失的速度。而且,新妈妈本来就在生产时消耗了大量体力,哺乳期又特别容易出汗,再加上照顾孩子辛苦,常常晚上睡不好觉,这些都将导致其身体难以恢复。因此,产后就更需要有意识地补钙,以增强体质,提高泌乳量。

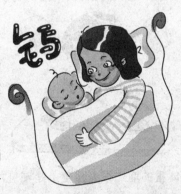

中国营养学会推荐,孕妇和乳母每天的钙适宜摄入量为1600毫克,日常膳食很难达到。所以,为了不影响孩子的生长发育,产妇最好每天吃一片含钙量为600毫克的钙片,此外,还要多吃奶制品、豆制品等进行食补。

喝牛奶后容易腹部不适及胀气的产妇,可以多喝一些酸奶。虾皮、海带、紫菜、木耳、银耳、核桃的含钙量也很多,产妇可以适当补充。另外,产后一定要注意多休息,多晒太阳。

需要指出的是,胎儿所需要的钙,其中80%是在妊娠的最后3个月蓄积的,此时孕妇的钙吸收率也大大提高,相当于平时的两倍,所以补钙不能忽视这段时间。当然,妊娠期间补钙很重要,但也要适量,具体怎么补还是要根据个人体质,听从医嘱。

14. 产后新妈妈别吃味精

婴幼儿,特别是12周以内的婴儿,是以母乳喂养为主的,如果母亲在摄入高蛋白饮食的同时,再食用过量的味精,就会有大量的谷氨酸通过乳汁进入婴儿体内。

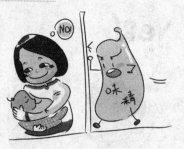

谷氨酸钠能与婴幼儿血液中的锌发生特异性结合而生成不能被机体吸收利用的谷氨酸锌。生成物会随着尿液排出,从而导致婴幼儿缺锌。使婴幼儿出现味觉变差、厌食、智力减退、生长发育迟缓以及性晚熟等不良后果。因此,分娩 3 个月之内的母亲和幼儿食用的菜中不加或不过多地加味精为好。

15. 新妈妈不宜急于节食

　　刚刚分娩不久的新妈妈不能盲目节食减肥。因为刚生产完,身体还未完全恢复到孕前的程度,加之有些新妈妈还担负繁重的哺育任务,此时正是需要补充营养的时候。产后强制节食,不仅会导致新妈妈身体恢复慢,严重的还有可能引发产后各种并发症。服用减肥药更不可取,因为大多数的减肥药主要通过增加排泄量,达到减肥目的,减肥药同时还会影响人体正常代谢。哺乳期的新妈妈服用减肥药,大部分药物会从乳汁里排出,这样就等于宝宝也跟着你吃了大量药物。新生婴儿的肝脏解毒功能差,大剂量药物易引起宝宝肝功能降低,造成肝功能异常。

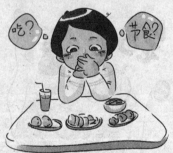

　　平衡膳食、制定合理的饮食结构是日常饮食的关键。既要保证小宝宝和新妈妈营养摄入充分,又要避免营养过剩。蛋白质、碳水化合物及脂肪类食物要搭配好,偏好甜食、油炸食品、动物油、肥肉、动物内脏等高脂类食物,当然容易导致产后发胖,爱美的新妈妈要少吃。产后也不要企图马上恢复体形,要循序渐进,除了如前所述的不良后果外,产后体重的增加很大程度上是哺乳的需要,如果想母乳喂养宝宝,那么在哺乳期就不宜节食,可以在产褥期结束后逐渐开始运动,注意在运动时不要过分用力。

　　不论是什么方法,都不要试图在短时间内达到目标,可以在一年左右恢复到原来的状态。母乳是婴儿天然的、营养比例全面的佳品,母乳喂养不仅可以满足婴儿生长发育的需要,而且给婴儿喂奶可以有效地促进子宫收缩复旧,对于产妇的恢复也有好处。

16. 催乳下乳好食材

(1) 鸡蛋

鸡蛋含有较高的蛋白质、铁以及其他营养素,且其中的各种营养成分搭配合理,非常有利于人体吸收利用。对于新妈妈身体的康复及乳汁的分泌有好处。

虽然鸡蛋是新妈妈促进乳汁分泌的理想食物,但也要讲究一些方法:

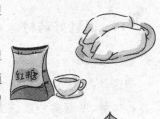

❀ 分娩后数小时内最好不要吃鸡蛋 分娩过程中,新妈妈体力消耗大,出汗多,体液不足,消化功能随之下降,若产后立即吃鸡蛋,难以消化吸收,会增加胃肠负担。

❀ 避免一次吃大量鸡蛋 一次吃大量鸡蛋会增加胃肠负担,反而对身体不利。

(2) 红糖

红糖含铁量比白糖高 1～3 倍,可以补血。中医认为,红糖性温,又活血作用,能促进淤血排出及子宫复旧,促进乳汁的分泌。但也要避免无节制的服用和长时间食用。

(3) 鲫鱼

鲫鱼是一种营养素组成比较全面、含量比较高的鱼类,特别是含有丰富的优质蛋白质及钙、铁等,是哺乳期新妈妈最理想的食物之一。中医认为,鲫鱼具有较好的泌乳作用。如果产后新妈妈乳汁分泌不多,可以选用新鲜的鲫鱼熬汤服用。

(4) 猪蹄

猪蹄含有丰富的蛋白质、脂肪等营养素。中医认为,猪蹄具有补血通乳的作用。用猪蹄炖汤,或与鲫鱼同炖,对于促进新妈妈乳汁分泌有较好的食疗作用。

17. 回乳好食材

(1) 花椒

花椒是一种落叶灌木或小乔木,果实呈圆形,绿豆大小。中医认为,花椒芳香健胃,有温中散寒、除湿止痛、杀虫解毒、止痒去腥的作用。现代研究显示,花椒对回奶具有非常好的作用。用花椒回奶不仅效果好、速度快、无毒副作用,还不用与其他药物搭配使用,既经济又实惠。

(2) 韭菜

韭菜含有丰富的膳食纤维,能促进胃肠蠕动,可有效预防习惯性便秘和肠癌,同时还起到了清洁肠道的作用。虽然韭菜的营养价值很高,但不可多吃,容易上火。而处在断奶期的妈妈,可适当食用韭菜,它可减少乳汁分泌,对断奶很有帮助。

18. 回乳好药材

(1) 麦芽

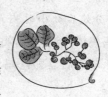

中医认为,麦芽具有消食和中、回乳的功效。对治疗因米、面、薯、芋等食物造成的消化不良、腹胀有很好的作用,对乳汁郁结、乳房胀痛、哺乳女性断乳等具有非常好的疗效。

(2) 神曲

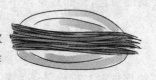

中医认为,神曲具有消食的作用,对消化不良、食欲不振、肠鸣泄泻等有较好的作用。另外,神曲还常与麦芽搭配,用于回乳。

19. 剖宫产术后饮食安排

在很多人看来剖宫产是一个大手术,对妈妈身体健康会产生很大的影响。所以不管是在术前还是术后都不停地在饮食上增加营养,但是剖宫产因有伤口,同时产后腹内压突然减轻,肠子蠕动缓慢,容易引起便秘,所以饮食安排一定要注意:

❀ 剖宫产术前不宜滥用高级滋补品。

❀ 剖宫产术后 6 小时内禁食。

❀ 一般剖宫产的产妇大部分必须于肠蠕动恢复时方可进食,也就是排气以后(俗称放屁),而且应采用渐进式的饮食。

❀ 术后一周内禁食水煮蛋及牛奶以避免胀气,其他容易产气的食物则依个人体质适量摄取。避免油腻的食物。同时避免刺激性的食物。

❀ 一周后多摄取高蛋白、维生素和矿物质以帮助组织修复。

❀ 多摄取纤维素以促肠道蠕动,预防便秘。

❀ 如有喂母奶则切记禁食人参,因为人参会抑制母奶排出。

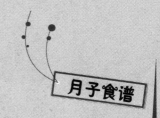

花生猪手汤

原料 猪蹄花生、盐、料酒、姜片、葱段各少许。

做法 将猪蹄放火锅内,加水烧开,撇去浮沫,放入葱段、姜片、料酒,用急火连续煮2～3小时,直至汤汁呈乳白色,加盐搅匀即成。

功效解析 此汤含有丰富的优质蛋白质、脂肪、钙、磷、铁、锌等矿物质和多种维生素,是产妇下奶佳品。

鸡蛋黄花汤

原料 鸡蛋3个,黄花、白菜心各10克,海带、木耳各5克。

辅配料 酱油3克,精盐2克,高汤350克。

做法 (1)将海带泡好洗净后切丝。

(2)黄花拣择洗净后切段。

(3)木耳泡发、洗净。

(4)鸡蛋打入碗中搅拌均匀。

(5)锅内加高汤烧开,放入海带、黄花、木耳、白菜心,烧开后再冲入鸡蛋,再烧片刻后勾芡即成。

功能解析 养肝明目、滋补阴血、生精下乳,本品营养全面,补益之功较为平和,并有保持大便通畅作用,产妇食之,既有补益,又可利肠。

肉末蒸蛋

原料 鸡蛋3个,猪肉50克。

辅配料 葱末、太白粉各5克,酱油10克,精盐2克,食油25克。

做法 (1)将鸡蛋打入碗内搅散,放入精盐、清水(适量)搅匀,上笼蒸熟。

(2)选用三成肥、七成瘦的猪肉剁成末。

(3)锅放炉火上,放入食油烧热,放入肉末,炒至松散出油时,加入葱末、酱油、水(适量),

(4)用水调匀勾芡后,浇在蒸好的鸡蛋上面即成。

功能解析 鸡蛋及猪肉均有良好的养血生精、长肌壮体、补益脏腑之效,尤其是维生素 A 含量高,除对产妇有良好的滋补之效外,对维生素 A 缺乏症也有很好的治疗作用。

红杞鲫鱼汤

原料 鲫鱼3条,枸杞15克。

辅配料 姜、葱、盐。

做法 (1)将活鲫鱼宰杀,去鳞、腮和内脏,洗净。

(2)锅内放油烧热,放入姜片和鲫鱼略煎,加水烧开后,加葱花,改小火炖至汤白肉烂即可。使用时加入少许盐调味。

功效解析 温中益气,健脾利湿,下乳。

枣桃粥

原料 大枣15枚,核桃仁60克,糯米200克。

做法 核桃仁捣碎,大枣去核,与糯米同煮成粥。

功效解析 温阳补肾,健脾益气,润肠通便,尤其适宜产后肾虚腰痛、畏寒怕冷、便秘者。

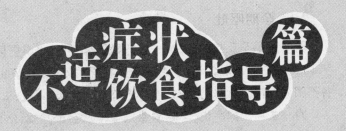

症状 篇
不适 饮食指导

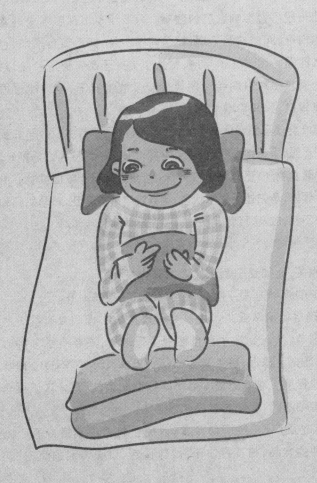

1. 孕期呕吐

孕吐是早孕反应的一种,一般开始于孕5周(也有更早些开始的)左右,停止于孕12周左右。不过,因为孕妈妈身体状况的不同,其孕吐症状持续的时间长短也各不相同,有的孕妈妈直到分娩前还有孕吐症状。所以孕妈妈要勇敢地面对。

对一些准妈妈来说,孕呕的感觉在早晨会最严重,然后在一天里逐步减轻,但孕呕也可能会随时袭来,持续一整天时间。孕吐是正常现象,只要在正常范围内,一般不需特殊处理,也不用担心会给胎儿造成不良影响。

不过要提醒孕妈妈的是,不是所用的呕吐都是早孕反应,若呕吐严重,需及时到医院就诊。

(1) 对孕妈妈和胎宝宝的不利影响

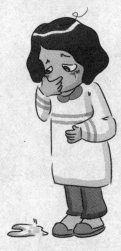

孕吐一般不会影响胎儿。孕期轻度到中度的恶心以及偶尔呕吐一般不会影响宝宝的健康。只要没有出现脱水或进食过少的情况,即使在孕早期(怀孕前3个月)体重没有增加,也没什么问题。因为在孕早期,胎儿主要处于器官形成阶段,对营养的需求相对中期和晚期要少。多数情况下,应该能够很快恢复胃口,并开始增加体重。

孕吐会使孕妈妈体重下降、气色不佳、易疲劳。少数孕妇反应特别严重,呈持续性呕吐,甚至不能进食、进水,称为妊娠剧吐。呕吐物除食物外,还有黏液性泡沫,也可能有胆汁或血性物。由于呕吐频繁,孕妇处于失水状态,会导致电解质紊乱,对孕妈妈和胎儿都不利,应及时到医院就诊,补充电解质和液体。

(2) 应对方法

孕吐,与许多因素息息相关,比如受孕后人体内激素含量的改变、精神紧张等等。以下的几种方法,可以帮你缓解痛苦,改善孕吐。

❀ 保持乐观的心情,正确对待早孕反应。由于早孕反应与心理因素有很大的关系,所以孕妇要学会自我调节,认识到怀孕是自然的生理过程,不要有过多的心理负担,要保持心情舒畅、保证充足睡眠,避免紧张、激动、焦虑、忧愁等不良心理状态,这样可以减轻妊娠呕吐的程度。准妈妈应学习一些保健知识,以充分认识早孕反应,解除心理负担。越是害怕呕吐,症状会越发明显。

❀ 少吃多餐。为减少呕吐反应,三餐切勿多食,以免引起胃部不适或恶心呕吐;加餐,即准备少量、多品种的食品,如苏打饼干、咸味面包、口味清淡的点心、奶

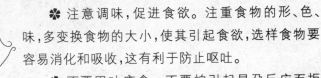

制品、瓜子等,感觉胃部不适时,立即吃下可缓解。

❉ 注意调味,促进食欲。注重食物的形、色、味,多变换食物的大小,使其引起食欲,选样食物要容易消化和吸收,这有利于防止呕吐。

❉ 不要因吐废食。不要怕引起早孕反应而拒食。即便是吐了,仍要再吃,只要有一部分食物留在胃里,就可供消化,吸收。

❉ 适量活动。不能因为恶心呕吐就整日卧床,否则只能加重早孕反应,如果活动太少,恶心、食欲不佳、倦怠等症状则更为严重,易生成恶性循环。适当参加一些轻缓的活动,如室外散步、做孕妇保健操等,都可改善心情,强健身体,减轻早孕反应。

❉ 尽量远离厨房的油烟味,因为孕妇的味觉比较敏感。

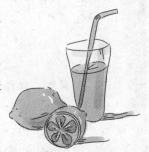

❉ 妊娠反应重的可适当加服维生素 B_1、维生素 B_6,均每日服 3 次,每次 10 毫克,连服 7 至 10 天,以帮助增进食欲,减少不适感。

知识卡

减轻妊娠呕吐的食物

维生素 B_6,参与女性身体内蛋白质、脂肪、碳水化合物以及某些激素的代谢。对于各种病因引起的呕吐,尤其是妊娠呕吐的疗效最佳。

正常人每日需要维生素 B_6 1.6～2 毫克。如果摄入不足,就可影响人体对蛋白质等 3 大产热营养素的吸收,引起神经系统及血液系统的疾病。准妈妈如果缺乏维生素 B_6,会加重早孕反应,使妊娠呕吐加剧,反复呕吐不仅造成脱水与饥饿,而且导致胚胎早期凋萎。因此,准妈妈要注意摄入富含维生素 B_6 的食品。

维生素 B_6 在麦芽糖中含量最高,每天吃 1～2 勺麦芽糖不仅可以防治妊娠呕吐,而且使准妈妈精力充沛。富含维生素 B_6 的食品还有香蕉、马铃薯、黄豆、胡萝卜、核桃、花生、菠菜等植物性食品。动物性食品中以瘦肉、鸡肉、鸡蛋、鱼等含量较多。

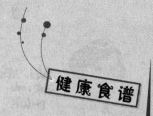

韭菜生姜汁

原料　韭菜45克,嫩姜1根。

调料　白糖少许。

做法　(1)韭菜洗净去头部粗段及尾部须段,然后切小段。

(2)嫩姜洗净,切小段。

(3)在韭菜、嫩姜中加白糖,加水一起放入果汁机中打,待匀沥去渣饮汁。

鲜柠檬茶

原料　鲜柠檬500克。

调料　白糖适量。

做法　(1)柠檬去皮、核,切小块。

(2)柠檬放入锅中,加适量水和白糖煮开后浸渍一天,再用小火熬至汁液耗尽,装入罐中。

(3)饮用时取一小勺,加水冲调即可。

燕麦南瓜粥

原料　燕麦30克,大米50克,小南瓜1个,葱花、盐各适量。

做法　(1)南瓜洗净,削皮,切成小块;大米洗净,用清水浸泡1小时。

(2)锅置火上,将大米放入锅中,加水,大火煮沸后转小火煮20分钟;然后放入南瓜块,再煮10分钟;最后加入燕麦,继续用小火煮10分钟。

(3)出锅前加盐调味,再撒上葱花。

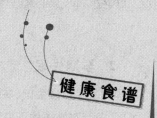

功效解析　燕麦的锌含量在所有谷物中最高,而且含有丰富的维生素 B₁、氨基酸、维生素 E 等。同时燕麦内含有一种燕麦精,具有谷类的特有香味,能刺激食欲,特别适合孕早期有孕吐发生的准妈妈。

生姜羊肉粥

原料　生姜 10 克,羊肉 100 克,大米 130 克。

调料　盐 3 克,鸡粉少许,胡椒粉少许。

做法　(1)将生姜去皮切成米,羊肉切成小片,大米用清水洗净。

(2)取瓦煲一个,注入适量清水,待水开后,下入大米,用小火煲约 20 分钟。

(3)再加入羊肉片、姜米,调入盐、鸡粉、胡椒粉,续用小火煲 30 分钟即可食用。

椰汁奶糊

原料　椰汁 1 杯,鲜奶 2 杯,白糖 200 克,栗粉 5 汤匙,红枣 3 枚,清水 3 杯。

做法　(1)把红枣去核,椰汁和栗粉成浆;

(2)把白糖、鲜奶、红枣一起煮开;

(3)慢慢地加入栗粉浆,不停地搅拌成糊状,一直到开,然后盛入碗中即可食用。

功效解析　怀孕后本应增加营养素摄取,可孕吐常常会影响孕妈咪对营养的吸收,而富有蛋白质和高热量的椰汁奶糊可帮助孕早期的妈咪吸收营养。

2. 孕期失眠

孕期发生持续失眠,有很多原因。有心理方面的,也有躯体方面的。孕妇尤其是初产妇,由于对妊娠的不安及对分娩的恐惧,形成心理负担,再加上接近产期时身体上的不适,以及一些自己不知如何处理的问题,诸多因素综合在一起,使孕妇精神紧张,情绪焦虑,其大脑皮层神经处在一种过度兴奋的状态下,从而导致孕妇失眠。

由于孕妈妈体内激素水平的改变使其在精神和心理上都比较敏感,对压力的耐受力也会降低,常会忧郁和失眠。因此,适度的压力调适以及家人的体贴与关怀,对于稳定孕妇的心情十分重要。

由于增大的子宫压迫到膀胱,让孕妈妈总有"尿意",发生尿频。到了后期,有将近80%的孕妇为尿频困扰,晚上会起床跑厕所,也严重影响了睡眠质量。

孕期睡眠时一般采取左侧卧位,与以前的睡眠姿势不同,因此会使孕妈妈感到不适而影响睡眠。

到了妊娠后期,许多孕妈咪常常会发生腿抽筋,这也影响到睡眠的质量。

(1) 对孕妈妈和胎宝宝的不利影响

长期失眠会使孕妈妈面色无光,皮肤晦暗,干涩,还容易导致身体免疫力下降,增加患病几率。这种情况得不到及时解决,随着失眠时间的延长,则会进一步加重孕妇的不良情绪,久而久之,形成一种恶性循环,这势必会影响孕妇及胎儿的身心健康。

压力大容易引起子宫收缩,子宫严重收缩还可能引起破水,这便会对胎儿造成直接的威胁,因而出现早产的情况。另外,肚子里的胎儿已经能感觉到妈咪的作息,若是妈咪作息不规律,也容易影响胎儿掌握时间的节奏感,出生后可能会发现宝宝较为难带、过动,或是情绪起伏太大等。

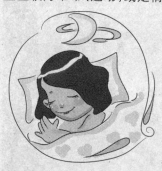

此外,过分的睡眠不足也可能影响营养的吸收,便会进一步影响胎儿的生长发育,但通常这样的情况较为少见。

(2) 应对方法

❀ 正确的睡姿对保证孕妇睡眠质量至关重要。怀孕五个月后,孕妇的身体状况已经不像往常,所以睡眠姿势也不能像平时一样自由。仰卧姿势要尽量避免,而是取左侧位睡眠。当然,整晚只保持一个睡眠姿势是不太可能的,左右侧卧位交替也是可以的。

❀ 保持合理的饮食习惯。怀孕后要少吃精淀粉食物,如白米饭、甜食等,这些食物容易造成血液酸碱度不平衡，从而影响睡眠。避免有刺激性食物的摄取，如咖啡因、油炸食品等。晚餐要以清淡、易消化为原则。多食用一些含钙丰富的食物。临睡前喝杯热牛奶是缓解失眠的不错选择。

❉ 坚持适当的运动。适当的运动有助于改善睡眠质量，在身体感觉舒服一点的时候，不妨出去散散步，试着调节一下情绪，这样在晚上时将会使自己比较容易入睡。临睡前可进行脚部按摩，也可将腿抬高些，有效缓解下肢肿胀带来的不适。无论做什么，不能消耗太多的体力，应适可而止，不可过度劳累。

知识卡

下面一些小措施会有助于你改善睡眠

1. 减少咖啡因的摄入量。无论是早晨、中午，还是晚上睡觉前，都尽量少喝咖啡、可乐、苏打水之类含有咖啡因的饮料。茶也不要喝太多。

2. 在睡前2小时内不要大量吃喝，以免压食（但也要保证营养足够）。有的准妈妈发现，早晨和中午多吃一些、晚上少吃一些会感觉很好。如果你有恶心、呕吐现象，临睡前可以吃几块小饼干压压胃。

3. 养成良好的睡眠习惯和规律。除了保持正确、舒适的睡眠姿势外，最好每天晚上准时上床睡觉，早晨准时醒来、起床，这样养成规律，你的睡眠质量一定会大有提高。

4. 床上也不要放太多杂物，尤其不要把卧室和床当做工作的地方，否则会给你一种心理暗示，让你难以入眠。床就是睡觉、休息的地方，可以休闲地看看书，听听音乐，而不要老在那里做事。

5. 睡前不要做剧烈运动或令你兴奋、劳累的事情。可以冲个热水澡，喝杯自己喜爱的热饮料等。

6. 如果你晚上腿疼，甚至抽筋，可以用力将腿绷直，脚跟向后蹬，脚尖往上抬，或者站起来走一会儿。在饮食方面，要保证摄入足够的盐分和钙物质。

7. 按照医生的建议适当做一些孕期运动，或参加相关的孕妇保健培训班。多与其他准妈妈或有经验的妇女交流，她们会给你很好、实用的建议。特别是如果你在心理的压力大，自己难以克服的情况下，更要与别人多交流，多学一些相关的知识，使你加强自信，摆脱烦恼，从而保证睡眠，促进健康。

其实无论是谁，无论你睡前如何准备，都会有失眠的时候。你努力入睡却怎么也睡不着，思维有如脱缰的野马无法控制，不能停止；而随着钟表指针一分一秒地走过，你还是处于失眠的状态。这时你是绝对睡不着的了，还不如干脆起床，做点事情。可以读读书，听听音乐，看看电视，写写信或电子邮件什么的，但不要做令你兴奋的事。这样一段时间过后，你就会因劳累而自然入睡了。

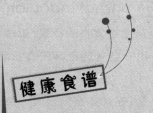

黄花猪心汤

原料　黄花菜 20 克,小油菜 50 克,猪心半个。

调料　盐。

做法　(1)猪心洗净,入水蒸烫,捞起入凉水中用手挤压去血水,反复换水。

(2)去净血水的猪心加 3 碗水煮,大火烧开后转小火煮约 15 分钟,取出切薄片。

(3)黄花菜去蒂、泡水洗净,小油菜洗净备用。

(4)用两碗水,加入黄花菜煮,水烧开后将小油菜、猪心片放入,加盐调味即可食用。

百合绿豆牛奶羹

材料　鲜百合 30 克,绿豆 50 克。

调料　纯牛奶 100 毫升,冰糖适量。

做法　(1)鲜百合洗净,剥成小片;绿豆浸泡 3 小时后,洗净。

(2)将百合、绿豆加少量水同放锅中煮熟烂后,放入牛奶再煮一小会儿。

(3)食用时可加些冰糖调味。

茯苓煎饼

原料　茯苓细粉 40 克,米粉 30 克。

调料　白糖 20 克。

做法　(1)将茯苓细粉、米粉、白糖加水适量,调成糊。

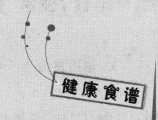

(2)以微火在平锅里摊烙成极薄的煎饼,至两边微黄时即可出锅。

莲子糯米粥

原料 莲子50克,糯米100克。

调料 白糖8克。

做法 (1)把糯米淘洗干净,用清水浸泡1～2小时。

(2)将莲子用温水泡发,去心后,用清水洗净。

(3)将煮锅洗净,放入莲子、糯米、清水适量,置于火上,煮成粥,加入白糖调味,即可食用。

橘皮海带丝

原料 干海带150克,青菜(取茎)150克,干橘皮50克。

调料 香油5克,香菜3克,白糖2克,醋2克,酱油1克。

做法 (1)把干海带放水里浸泡一天,再放入热水中浸泡15分钟,捞出沥干水,切成细丝。

(2)将青菜的茎洗净,切成丝;干橘皮用热水浸软洗净,切成细丝;香菜切成小段。

(3)把海带丝、青菜丝和橘皮丝放入大碗内,加香油、酱油、醋、白糖、味精、香菜段,拌匀即可。

3. 孕期贫血

通常在妊娠 20 周以后，出现贫血的孕妈妈就变得多起来。且随着孕周的增长，孕妇缺铁性贫血的发生率逐渐增高。贫血一般表现为面色萎黄、口唇黏膜和眼结膜苍白、发枯、肤涩等血虚症状。孕妇经常感觉疲劳，即使活动不多也会感觉浑身乏力，偶尔会感觉头晕。指甲变薄且容易折断。贫血严重时，会出现呼吸困难、心悸及胸口疼痛等不适症状。

妊娠期贫血的发生率很高，大概在 50% 左右，多数是缺铁性贫血。一方面原因是孕妈妈的血容量增加，但骨髓造血量没有明显增加，造成了血液的稀释，也就是我们平时所说的生理性贫血。对于健康的成年女性，血红蛋白低于 110g/L 可以诊断为贫血，而对于孕妈咪来说，由于妊娠血容量增加的缘故，血液会相对稀释，因此低于 100g/L 就可以诊断为贫血。

另一方面原因是由于胎儿的生长发育及胎盘需要，孕期铁的需要量增加，胎儿生长发育优先吸收了妈妈的铁，使妈妈体内的铁减少。所以，如果孕期依然按照孕前的水平摄取铁，不补充铁，就会出现缺铁性贫血。

另外，膳食中铁的吸收率较低也是孕妇易发生贫血的主要原因之一。如果再有挑食和偏食等不良习惯，则更易导致缺铁性贫血的发生。

(1) 对孕妈妈和胎宝宝的不利影响

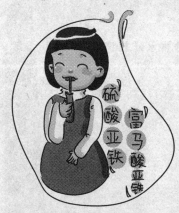

轻度的贫血一般对母婴影响不大。如果贫血加重对孕妈妈和胎宝宝都不利。贫血会使孕妈妈体质虚弱、免疫力下降，引起临产时子宫收缩无力，产后感染的可能性增加；贫血的孕妈妈对失血的耐受性下降，分娩时，正常范围的出血量也可能因耐受性下降而导致休克和死亡；在严重贫血或急性失血过多时，就会发生心肌缺氧，导致贫血性心脏病，甚至是充血性心力衰竭。另外，贫血带给孕妈妈的还有分娩时体力上的负担和阻碍。因为贫血的孕妇很快就会因为忍受疼痛而觉得疲劳，所以会很难达到对分娩有利有效的阵痛，从而需要做剖宫产。

妊娠期贫血对宝宝也有很大影响，贫血造成组织供氧减少，可造成胎儿慢性缺氧，宝宝在子宫内的生长发育就比较缓慢。严重的贫血还会让胎盘缺氧，发生早产、胎死宫内，并可引起新生儿贫血。

（2）应对方法

✿ 增加动物性食品摄入。准妈妈应该多食肉类、动物血等食品。

✿ 增加动物肝脏摄入。孕妇不妨每周进食一次 2 两左右的动物肝脏，作为补铁常规。

✿ 多吃新鲜蔬菜和水果。蔬菜和水果中含有丰富的维生素 C，而维生素 C 有利于铁的吸收。

✿ 孕 20 周以后常规口服铁剂，如硫酸亚铁、富马酸亚铁等。

补血食物

黑豆　我国古时向来认为吃豆有益，黑豆可以生血。黑豆的吃法随个人喜好，如果是在产后，建议用黑豆煮乌骨鸡。

发菜　发菜的颜色很黑，不好看，但发菜内所含的铁质较高，用发菜煮汤做菜，可以补血。

胡萝卜　胡萝卜含有很高的维生素 B、维生素 C，同时又含有一种特别的营养素——胡萝卜素，胡萝卜素对补血极有益，用胡萝卜煮汤，是很好的补血汤饮。

面筋　这是种民间食品。一般的素食馆、卤味摊都有供应，面筋的铁质含量相当丰富。而补血必须先补铁。

菠菜　菠菜内含有丰富的铁质，所以菠菜可以算是补血蔬菜中的重要食物。如果不爱吃胡萝卜，那就多吃点菠菜吧。

金针菜　金针菜含铁数量最大，比大家熟悉的菠菜高了 20 倍，铁质含量丰富，同时金针菜还含有丰富的维生素 A、维生素 B_1、维生素 C、蛋白质、脂肪营养素。

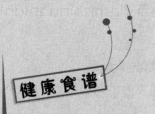

芹菜炒猪肝

原料　猪肝 200 克，芹菜 300 克。

辅配料　酱油 25 克，白糖 20 克，黄酒 10 克，湿淀粉 30 克。

做法　(1)将猪肝去筋膜，用快刀切成薄片，用淀粉、黄酒和精盐同猪肝片搅匀，待用。

(2)芹菜打去菜叶，取净茎六两，用清水洗净，切成三公分长的段。

(3)将油锅用旺火烧热，倒入冷猪油，烧至六成油温，投入猪肝，将其搅散，待变色后，倒入漏勺沥油。

(4)锅中留油少许，继续旺火，投入芹菜煸炒，待熟前加入酱油、白糖、精盐，用湿淀粉勾芡，再倒入猪肝，翻炒几下，在锅边淋上少许香醋，即可出锅装盘。

参枣汤

原料　红枣 5 枚，人参片 10 克，冰糖 1 小块。

做法　(1)红枣洗净，和人参片一起放在小锅内，加水一杯，小火焖煮 1 小时。

(2)加入冰糖待溶化即可。

杞子南枣煲鸡蛋

原料　枸杞子 20 克，南枣 10 枚，鸡蛋 2 个。

做法　(1)将枸杞子、南枣、鸡蛋加适量的水一起放在锅中煮熟。

(2)蛋熟后去壳取蛋再同煮 10 分钟。

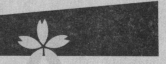

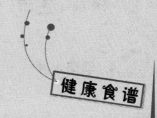

红枣羊骨糯米粥

原料 羊胫骨 1～2 根(猪骨也可),红枣 30 枚,糯米一杯。

做法 (1)将羊胫骨(或猪骨)敲碎。

(2)红枣去核。

(3)将以上材料加入适量的水于锅中熬煮。

阿胶枸杞粥

原料 阿胶 20 克,枸杞子 30 克,粳米 100 克,水适量。

做法 加水适量,先煮粳米、枸杞子,软烂成粥后,加入阿胶熬至熔化即可。可加糖调味。

4. 孕期水肿

90％以上的女性在怀孕中晚期脚踝和腿部都会出现水肿现象，这与孕期体内的水分增加、下腔静脉受压、下肢静脉回流受阻有关。一般在经过一段时间休息后都能缓解，早晨轻，晚间重，属于正常范围。如果水肿逐渐向上发展，休息后不能缓解，就不正常了。要排除高血压、肾脏和心脏疾病。

(1) 对孕妈妈和胎宝宝的不利影响

怀孕5、6个月时，大多数的孕妈妈会出现足背或小腿凹陷性水肿，白天出现，经过夜间休息，次日早晨会自然消失，这属于正常的生理性水肿。

如果水肿经休息后不能消退，大腿、会阴部、腹部、甚至全身水肿，这就属于病理性水肿。若同时伴有高血压、蛋白尿，则为妊娠高血压疾病，会发生子痫危及孕妈妈的生命。胎宝宝在宫内血供减少，容易发生缺氧及胎死宫内。

(2) 应对方法

减少长久站立，也不要常坐，应该尽可能抬高腿部以利于下肢静脉回流。最好能侧躺下来，在小腿处垫一个小枕头，适当休息。

应减少食盐及含钠食品的进食量，少食咸菜，以减少水钠潴留。

改善营养，增加饮食中蛋白质的摄入，以提高血浆中白蛋白含量，改变胶体渗透压，才能将组织里的水分带回到血液中，减轻水肿。

烟熏食物如牛肉干、猪肉脯、鱿鱼丝等，和腌制的食物如泡菜、咸蛋、咸菜、咸鱼等尽量少吃，这些食物中含有过多的盐分和其他不利于孕妇健康的成分。

每天进食一定量的蔬菜和水果，蔬菜和水果中含有人体必需的维生素和矿物质，可提高机体的抵抗力，加强新陈代谢，具有解毒利尿作用。西瓜和冬瓜有利尿作用，可减少体内水分，可适当多食用。

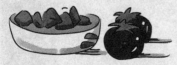

最好多喝白开水，协助排泄系统把体内的废物排出，有助于防止水分在体内停滞，但也要注意喝水不要过量。

饮食应以清淡为主，不要吃过甜、油炸不易消化的食品。

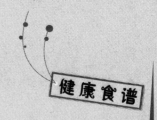

鲤鱼红豆汤

原料　鲤鱼 250 克,赤小豆 100 克。

做法　(1)将鲤鱼去内杂肠及鳞,洗净。

(2)红豆洗净。

(3)鲤鱼和红豆一起入锅煮熟食之,不用加食盐。

番茄炖牛肉

原料　西红柿 2 只,山楂 5～10 只,牛肉 200 克,盐 2 克,香叶 1 片。

做法　(1)把牛肉切小块,用开水焯一下。

(2)炒锅加底油,煸炒西红柿块。

(3)而后加汤,汤滚后下入牛肉和山楂,将熟时加入 2 克盐。

酸辣冬瓜汤

原料　冬瓜 150 克,黄瓜 50 克,香菜、葱、姜、胡椒粉、醋些许,盐少许。

做法　(1)把冬瓜、黄瓜切薄片。

(2)底油烧热,煸葱姜,炒冬瓜、黄瓜。

(3)添水,烧开后依口味加醋、胡椒粉,少许水淀粉,最后放入香菜。

排骨煲冬瓜

原料　猪排骨 250 克,冬瓜 150 克,葱白、生姜、绍酒、精盐各适量。

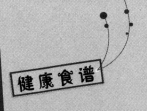

做法 （1）猪排骨洗净，剁成块，汆水；冬瓜切成相同大小的块。

（2）沙锅放入排骨块，加清水、生姜、葱白、绍酒，大火烧开，改小火煲至排骨八成熟时，倒入冬瓜块煲熟，拣去生姜、葱白，加入精盐即可装碗。

荸荠鲜藕萝卜汁

原料 荸荠、鲜藕、白萝卜各 200 克。

做法 洗净切片煎水同服，每日一剂。

5. 先兆流产

先兆流产指妊娠28周前,出现少量阴道流血和(或)下腹疼痛,宫口未开,胎膜未破,妊娠物尚未排出,子宫大小与停经周数相符。12周之前称为早期先兆流产,12周到28周为晚期先兆流产。可能导致流产,也有可能经过适当治疗后继续妊娠。

一般先兆流产主要表现为怀孕后,阴道有少量出血,根据流血量和积聚在阴道内时间的不同,颜色可为鲜红色、粉红色或深褐色。有时伴有轻微下腹痛、下坠感、腰酸腹胀。

(1) 对孕妈妈和胎宝宝的影响

孕早中期出现阴道流血和腹痛,就要考虑先兆流产的可能。若先兆流产发展为难免流产,孕妈妈有发生大出血、感染的可能。真正发生流产者占15%左右,大部分经过保胎后可以继续妊娠。

(2) 应对方法

孕妇应该注意休息,减少活动,禁止性生活,避免不必要的阴道检查,减少对子宫的刺激,同时避免过分的精神紧张。

❀ 应用黄体酮保胎,另外,口服维生素E也有益于维持胚胎的发育。

❀ 均衡饮食,以清淡易消化为主,多吃新鲜蔬菜、多饮水,保持大便通畅。

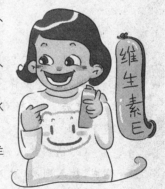

❀ 忌食薏米、肉桂、干姜、桃仁、螃蟹、兔肉、山楂、冬葵籽、荸荠等。

❀ 忌生冷寒凉食品,如生冷瓜果,寒凉性蔬菜、冰冻冷饮、冰制品。

❀ 忌辛辣刺激、油腻及偏湿热的食物,如辣椒、羊肉、狗肉、猪头肉、姜、葱、蒜、酒等。

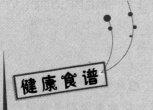

艾叶鸡蛋汤

原料 艾叶50克,鸡蛋2个,白糖适量。

做法 将艾叶加水适量煮汤,打入鸡蛋煮熟,放白糖溶化即成。

用法 每日晚睡前服。

安胎鲤鱼粥

原料 活鲤鱼1条(约500克左右),苎麻根20~30克,糯米50克,葱、姜、油、盐各适量。

做法 (1)鲤鱼去鳞及肠杂,洗净切片煎汤。

(2)再取苎麻根加水200克,煎至100克,去渣留汁,入鲤鱼汤中。

(3)并加糯米和葱、姜、油、盐各适量,煮成稀粥。

鸡蛋阿胶糯米粥

原料 鸡蛋2个,阿胶30克,糯米100克。

调料 盐少许。

做法 (1)将鸡蛋打入碗内,搅散;糯米淘洗干净,用清水浸泡1小时。

(2)锅内放入清水,烧开后加入糯米,待再滚,改用温火熬至粥成,放入阿胶,淋入鸡蛋。

(3)待两三滚后再加入盐,搅匀即成。

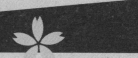

6. 孕期腿抽筋

半数以上的怀孕妇女在孕中晚期尤其在晚上睡觉时会发生腿部抽筋。究其原因，孕妇在孕期体重逐渐增加，双腿负担加重，腿部的肌肉经常处于疲劳状态；另外，怀孕后对钙的需要量明显增加，若母体钙补充不足，血钙的浓度会随之下降。在孕中、晚期，每天钙的需要量增为 1200 毫克。如果膳食中钙及维生素 D 含量不足或缺乏日照，会加重钙的缺乏，从而增加了肌肉及神经的兴奋性。夜间血钙水平比日间要低，故小腿抽筋常在夜间发作。

一旦抽筋发生，只要将足趾用力向头侧或用力将足跟下蹬，使踝关节过度屈曲，腓肠肌拉紧，症状便可迅速缓解。

(1) 对孕妈妈和胎宝宝的不利影响

腿抽筋严重时可导致孕妈妈骨骼发生脱钙，骨骼变软，甚至牙齿脱落。

胎儿得不到足够的钙容易发生新生儿先天性喉软骨软化病，当新生儿吸气时，先天性的软骨卷曲并与喉头接触，很容易阻塞喉的入口处并产生鼾声，对新生儿健康非常不利。如果胎儿钙摄取不足，新生儿出生后易发生颅骨软化、方颅、鸡胸、肋骨串珠等佝偻病。

(2) 应对方法

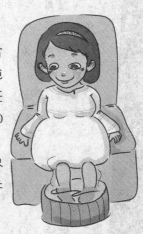

❀ 合理安排饮食，补充钙质。饮食要多样化，多吃含钙丰富的食物。如牛奶、奶酪、海带炖豆腐、黑木耳鱼头炖豆腐、牛筋炖番茄、大骨熬汤、小凤尾鱼等高钙食品。从妊娠 5 个月开始就要增加钙质的摄入量，每日 1200～1500 毫克。

❀ 睡前可以热水泡脚，解除疲劳，并注意调整睡姿，尽可能采用左侧卧位，伸懒腰时注意两脚不要伸的过直，并且注意下肢的保暖。

❀ 适当进行户外活动，多进行日光浴。

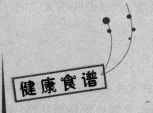

鸭血豆腐汤

原料　鸭血 50 克,豆腐 100 克,香菜、上汤、醋、盐、淀粉。

做法　(1)鸭血、豆腐切丝,放入煮开的上汤中炖熟。

(2)加醋、盐、调味,以淀粉勾薄芡,最后洒上香菜叶。

海带豆腐汤

原料　蛤蜊、老豆腐、海带、葱、姜、盐等适量。

做法　(1)蛤蜊加葱、姜熬至浓汤。

(2)豆腐、海带切块取汤煮熟,加盐少许即可。

虾皮炒菠菜

原料　菠菜 400 克,虾皮 10 克,植物油 10 克,葱、姜、蒜各适量。

做法　(1)将菠菜洗干净,切成 3 厘米长的段;干虾皮用温水稍泡,洗净。

(2)将炒锅置于火上,放入油,待油热后,放入葱花及虾皮炒。

(3)将菠菜放入,一同炒几下,再放入食盐等即可。

银鱼豆芽

原料　银鱼 20 克,黄豆芽 300 克,鲜豌豆 50 克,胡萝卜丝 50 克。

做法　(1)银鱼焯水,沥干,豌豆煮熟。

(2)炒锅加底油,葱花爆香,炒黄豆芽、银鱼及胡萝卜丝。

(3)略炒后加入煮熟的豌豆,可调成糖醋味。

7. 孕期便秘

怀孕后体内孕激素增多,孕激素具有抑制肠蠕动的作用,所以孕期肠蠕动减弱。又因子宫逐渐增大可压迫直肠,使粪便在肠内停留的时间延长,所以孕妇常发生便秘。

另外,孕妇便秘的发生也与腹痛、运动不足、担心用力排便影响胎儿、饮食习惯不良、精神压力、睡眠质量问题、体质差异等因素有关。

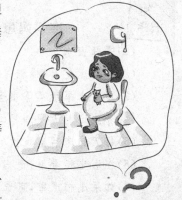

(1) 对孕妈妈和胎宝宝的不利影响

便秘时间较长,硬结粪块经常存积在直肠内,必然压迫肠壁静脉,影响血液回流,以致形成"痔疮",损伤肛门,引起肛门出血、疼痛等症状。

便秘还会出现下腹部胀满不适或钝痛,反胃、恶心、食欲不振等消化道症状,也可伴有头痛、头晕、容易疲劳、心急烦躁等全身症状,使孕妈妈的食欲受到影响,甚至可以出现轻度贫血与营养不良等表现,影响胎儿的生长发育。有的孕妇还会出现肌肤粗糙、面部雀斑、黑斑。

患有便秘的孕妇分娩时,硬结粪块堆积在肠道中容易妨碍胎儿的娩出,造成产程延长。

(2) 应对方法

❀ 三餐饮食正常,不要吃的过饱。特别是早餐一定要吃,避免空腹,并多吃含纤维素多的食物,比如糙米、麦芽、全麦面包、牛奶,还有新鲜蔬菜、新鲜水果,尽量少吃刺激辛辣食品,少喝碳酸饮料。

❀ 多补充水分,体内水分如补充不足,便秘就会加重,所以,每日至少喝1000毫升水。因为水分不足,粪便就无法形成,而粪便太少,就无法刺激直肠产生收缩,也就没有便意产生。所以,补充水分是减轻便秘的重要方法。每天早上起床后,空腹喝一杯温开水,能有效刺激胃肠蠕动,促进排便。

❀ 饮食不可以过于精细,应常吃些红薯、南瓜、粗粮等富含膳食纤维的食物。保证每天摄取膳食纤维30克。

❀ 避免使用过多的纯粹的植物油,如菜子油、橄榄油或大豆油等,并非油本身不好,而是当摄取这些由植物提炼出来的纯油时,容易引起便秘及许多其他的消化问题。

❀ 养成每日定时排便的习惯。每天定时排便,应该从婴儿期就开始培养。饭后是最好的如厕时间,因为胃中的食物会促进肠蠕动,每餐饭后,坐马桶10分钟,即使没有便意也如此。坚持一个月甚至几个月,就可以养成定时排便的习惯和需要。

准妈妈患便秘以后,可采取以下措施

(1)喝蜂蜜水。

(2)吃些无花果、梅脯等。

(3)多吃水果蔬菜等富含维生素的食物。

(4)养成定时大便的习惯。

(5)每天起床后空腹饮一杯温开水,有刺激肠蠕动的作用。

(6)在医生指导下,适当服用有温和通便作用的药物如果导、麻仁丸等。

(7)如果比较严重,可选用开塞露或甘油栓,必须由医生指导进行,严禁使用泻药,特别是怀孕后期,以防止流产。

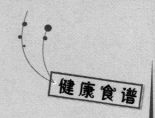

蜜汁红薯

原料 红薯 250 克,葱丝、小海米、冰糖及蜂蜜适量。

配料 精食盐、酱油、荤油适量。

做法 (1)红薯洗净,削去外皮,切成约 1 厘米粗的寸条。

(2)在锅里加上 200 克清水,放入冰糖并将其熬化,然后放入红薯和蜂蜜。

(3)烧开后,先弃去浮沫,此后用小火焖熟。

(4)待汤汁黏稠后,先夹出红薯条摆在盘内成花朵形,再浇上原汁即可食用。

橘香芝麻大米糊

原料 黑芝麻 150 克,大米 100 克,柑橘 1 个。

调料 冰糖 100 克。

做法 (1)黑芝麻炒香;大米浸泡 1 小时后混合黑芝麻加水磨成浆;柑橘切小粒。

(2)冰糖加水先用旺火煮沸,沸后用文火,调入芝麻、大米浆,边倒入边搅拌,直至成稠厚糊,撒上切成米粒的柑橘即可。

清蒸西兰花

原料 西兰花 300 克,红椒丁、黄椒丁各适量,鲜蘑菇少许。

调料 素蚝油 1 大匙,盐,糖各少许。

做法 (1)西兰花瓣成小朵,洗净,沥干水分,撒上少许盐,上锅蒸五六分钟,熟后取出。

(2)锅中放素蚝油,加入糖和适量水,放鲜蘑菇煮熟,关火,撒入红椒丁、黄椒丁拌匀,盛出倒在西兰花上即可。

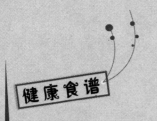

苹果鲜蔬汤

原料 苹果、甜玉米粒、西红柿、圆白菜、胡萝卜各50克,鲜香菇3朵,西芹少许,姜1块。

调料 盐适量,橄榄油少许。

做法 (1)苹果去核,胡萝卜去皮,均切厚片;姜及西红柿洗净,均切小块;圆白菜剥开叶片,洗净;西芹去老皮,与鲜蘑菇均洗净,切小片备用。

(2)锅中倒入橄榄油,加入胡萝卜块、鲜蘑菇炒香,再倒入2碗水煮开,加入其余材料煮至胡萝卜熟软,再加入盐即可。

8. 妊娠期糖尿病

妊娠期糖尿病是指在妊娠后发生的糖尿病,一般发生在孕 24 周以后。到妊娠中晚期,孕妇体内抗胰岛素样物质增加,如胎盘生乳素、雌激素、孕酮、皮质醇等,使孕妇对胰岛素的敏感性随孕周增加而下降。为维持正常糖代谢水平,胰岛素需求量必须相应增加。对于胰岛素分泌受限的孕妇,妊娠期不能正常代偿这一生理变化而使血糖升高,出现妊娠期糖尿病。

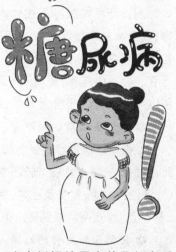

一般要求孕妈妈在妊娠 24 到 28 周要进行妊娠期糖尿病筛查,需测空腹血糖,喝糖后 1h、2h 血糖。空腹血糖正常值<5.1mmol/L,进一步口服 75g 葡萄糖,查喝糖后 1h、2h 血糖。1h 血糖正常值<10.0mmol/L,2h 血糖正常值<8.5mmol/L。若三项中只要有一项异常即可诊断为 GDM。

大多数妊娠期糖尿病在产后即可消失。

(1) 对孕妈妈和胎宝宝的不利影响

无论是对孕妈妈还是对胎宝宝,糖尿病都会产生不良的影响。孕妇患了糖尿病,易发生妊娠高血压疾病、流产、羊水过多、产后出血、胎膜早破、孕产妇死亡率增高、尿路感染、剖宫产率增加等,不仅如此,患有妊娠糖尿病的孕妇产后 5～16 年,有 17%～63%将发展为 2 型糖尿病。

妊娠期糖尿病还会对胎儿产生一系列的病变性影响,巨大儿是其最常见的并发症,如孕妇血糖控制不好,可致胎儿高血糖,从而促使胎儿生长加速和过度,产生巨大儿。其次还会导致早产、死胎的发生率增高,以及新生儿低血糖、低血钙、呼吸窘迫症甚至一些神经系统、心血管系统和消化系统的先天性畸形等。

(2) 应对方法

一般患轻型妊娠期糖尿病的孕妈妈,通过控制饮食就可以缓解、控制病情。若饮食控制不能把血糖控制在正常范围内,就需要注射胰岛素,因为胰岛素是比较安全的。患妊娠糖尿病的准妈妈应遵循以下饮食原则:

❋ 合理控制总热量摄入

对于妊娠糖尿病患者而言,这是一条非常重要的饮食原则,有条件可以由营养师制定食谱。妊娠初期不需要特别增加热量,妊娠中、后期每天控制在 1800～2200 千卡为宜,也可以每天每公斤体重按 25～35 千卡计算。肥胖孕妇在妊娠期不宜减体重,避免母体内的酮体增加,对胎儿造成不良影响,但总热量摄取不宜过多,以保证正常体重增长为宜;体重较轻或体质虚弱的孕妇,应该供给足够的热量,并根据血糖、尿糖等病情随时调整饮食。

❀ **保持少量多餐的进食方式**

为维持血糖水平平稳,避免酮症酸中毒发生,餐次分配非常重要。每天最好分三大餐和三小餐,特别要避免晚餐与隔天早餐的时间相距过久,适宜的做法是在睡前补充一些点心。

❀ **严格控制易被体内吸收的单糖**

应该严格控制容易被体内吸收的单糖,如蔗糖、砂糖、果糖、葡萄糖、冰糖、蜂蜜、麦芽糖及含糖饮料、甜食等。要尽量选择纤维含量较高的主食,如以糙米或五谷饭取代白米饭,选用全谷类面包或馒头等,同时与一些根茎类蔬菜混合食用,如土豆、芋头、山药等,更有利于控制血糖。由于妊娠糖尿病孕妇早晨的血糖值较高,所以早餐食物的淀粉含量必须要少一些。

❀ **保证蛋白质的摄取量**

妊娠糖尿病患者的蛋白质分解增加,氮丢失得太多,容易发生氮的负平衡。因此,蛋白质的摄入量应该较正常孕妇增多,每天摄入以100～110克为宜,如鸡蛋、牛奶、深红色肉类、鱼类及豆浆、豆腐等黄豆制品,其中动物蛋白质占1/3。每天最好喝2杯牛奶,以获得足够钙质。但切不可以把牛奶当水喝,这样容易使血糖过高。

❀ **控制油脂类食物的摄入**

脂肪摄入量每公斤体重要小于1克,同时还应该控制饱和脂肪酸的摄入量。烹调用油以植物油为主,少吃油炸、油煎、油酥及肉皮、肥肉等食物。可以增加干果类食物的摄入量,也可以为身体提供较多的植物油。

❀ **多摄取纤维含量高的食物**

研究表明,膳食纤维具有良好的降低血糖的作用。蔬菜、水果、海藻和豆类等富含膳食纤维,可以延长食物在胃肠道的排空时间,减轻饥饿感,水果中的果胶能够延缓葡萄糖吸收,使饭后血糖及血清胰岛素水平下降。因此,在可摄取的分量范围内,多摄取高纤维食物,如以糙米或五谷米饭取代白米饭,增加蔬菜和新鲜水果,但不要喝果汁等,也不可无限量地吃水果。

❀ **多摄取维生素含量高的食物**

维生素尤其是维生素 B_1、B_2 和尼克酸,在糖代谢中起重要作用,因此要注意摄取富含维生素的食物。

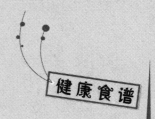

健康食谱

海鲜酿苦瓜

　　原料　苦瓜400克,虾肉50克,鱼肉25克,西红柿1个,鸡蛋1个。

　　调料　淀粉、盐、料酒、葱、姜汁各适量。

　　做法　(1)将苦瓜洗净,切成段,掏去中间的瓤,用沸水烫1分钟取出,晾凉备用。

　　(2)虾肉、鱼肉剁碎,加入盐、料酒、葱姜汁、淀粉、蛋清搅拌成馅,放入掏空的苦瓜中,上笼蒸15分钟取出,放到盘中,将滤出的汁倒入锅中,加熟油淋在苦瓜上即可。

牛奶浸白菜

　　原料　鲜牛奶250克,白菜心300克。

　　调料　盐、奶油20克。

　　做法　(1)将白菜心择洗干净切好。

　　(2)锅内加水烧开,滴入少许油,放入白菜心,将其烫至软熟。

　　(3)把牛奶倒入锅内,加入适量盐,烧开后放进沥干水的熟白菜心,略浸后加入奶油即成。

芹菜叶鸡蛋汤

　　原料　嫩芹菜叶100克,鸡蛋1个,葱末、姜末各少许。

　　调料　酱油、盐、香油各适量。

　　做法　(1)将芹菜叶择好,洗净,切成小块;鸡蛋打散。

　　(2)油锅烧热,煸香葱姜末及芹菜叶,倒入汤或热水煮开,然后将鸡蛋徐徐甩入,加酱油、盐,撒香油即可。

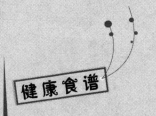

茄丝炒鳝鱼

原料 鳝鱼400克,西芹100克,茄干50克,青椒1个,葱1根,姜1块。

调料 料酒2大匙,酱油1大匙,香油半匙,盐适量。

做法 (1)鳝鱼处理干净去骨,切粗丝;葱拍碎,切断;姜切丝;西芹洗净切段,再切粗丝;青椒洗净,切粗丝;茄干泡涨,洗净,挤干水分,切粗丝。

(2)油锅烧热,放葱段炒香,加入鳝丝煸干水分,加姜丝、料酒、酱油炒上色。

(3)下茄干翻炒,加青椒丝、西芹丝,加盐调味,淋上香油炒匀即可。

里脊肉炒芦笋

原料 黑木耳适量,嫩里脊肉150克,青芦笋3根,大蒜4瓣,盐少许,淀粉1小匙,水1大匙。

做法 (1)将黑木耳洗干净,捞起后沥干,切丝备用。

(2)将嫩里脊肉切成细条状,粗细和芦笋相当。

(3)把里脊肉和芦笋都切成小段,每小段约3厘米长。

(4)将锅预热,加入少许油,先把蒜片爆香,再放入里脊肉、芦笋和黑木耳拌炒均匀。

(5)加入盐炒熟后盛盘,将淀粉加水勾芡好淋上即可。

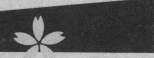

9. 妊娠期高血压疾病

妊娠期高血压疾病是发生于妊娠 20 周以后的,以高血压、浮肿、尿蛋白为主要症状的一种疾病,严重时会发生子痫、心肝肾衰竭、昏迷,甚至死亡。这种疾病是妊娠期所特有的,妊娠结束后一般会逐渐好转。

这种疾病严重威胁着母婴的健康。病因尚不完全清楚,可能与精神过度紧张、寒冷季节或气温变化过大、营养不良等因素有关。病因不清,此病不能预防。如果定期产前检查,及早发现,及早治疗,多休息,此病还是可以控制并会好转的。

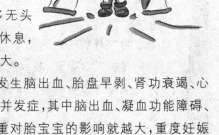

(1) 对孕妈妈和胎宝宝的不利影响

患有轻度妊娠期高血压疾病的孕妈妈多无头痛、头晕、眼花等明显的自觉症状,一般注意休息,就会缓解,产后就会消失。对胎宝宝的影响不大。

患有重度妊娠期高血压疾病的孕妈妈易发生脑出血、胎盘早剥、肾功衰竭、心功衰竭、凝血功能障碍、子痫、产后循环衰竭等并发症,其中脑出血、凝血功能障碍、心功衰竭是孕妈妈死亡的主要原因。病情越重对胎宝宝的影响就越大,重度妊娠高血压疾病易发生胎死宫内、死产、早产、新生儿窒息等并发症。

(2) 应对方法

孕妈妈应合理饮食,避免体重增长过快,因为体型过胖的孕妇易发生妊娠高血压疾病。

患有妊娠高血压疾病的孕妈妈更应注意自己的饮食了。热量、动物性脂肪不要摄入太多,注意摄取足够的蛋白质、微量元素、各种维生素、无机盐,否则会加重病情。

✿ 日常饮食以清淡为主,减少盐的摄入,忌吃咸菜、咸蛋等盐分高的食品。水肿明显者要限制盐的摄入量,每天限制在 3~5 克以内。同时也要避免所有含盐量高的食品如浓肉汁、调味汁、汤料末;所有的腌制品、薰干制品、咸菜、酱菜;罐头制品的肉、鱼、蔬菜等。忌用辛辣调料,多吃新鲜蔬菜和水果。

✿ 要补充锌、钙、铁,因为母体营养缺乏、低蛋白血症或严重贫血者,其妊高征发生率增高。

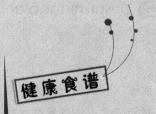

天麻煲水鸭

原料 净水鸭1只(约1250克),天麻15克,生地黄30克,生姜、葱段、绍酒、精盐、各适量。

做法 (1)水鸭母去内脏,洗净,氽水;天麻、生地黄洗净,切片。

(2)水鸭母放入沙锅中,加入天麻、生地黄、生姜、葱段、清水,大火烧沸,撇去浮沫,加绍酒,转小火煲至鸭子熟透,加精盐调味即成。

功效解析 天麻能平肝祛风;生地黄可清热凉血、养阴生津;水鸭母有滋阴养胃、利水消肿之功,三者同烹,适宜于阴虚阳亢型妊娠高血压综合征孕妇食用。

番茄炒虾仁

原料 虾仁300克,番茄250克,青椒50克,鸡蛋清、精盐、绍酒、干淀粉、湿淀粉、橄榄油各适量。

做法 (1)虾仁洗净,用纱布吸净水分,加精盐、绍酒、鸡蛋清、干淀粉拌匀上浆;番茄去皮、蒂,切成丁;青椒洗净,去蒂、籽,切指甲片。

(2)锅上火放油烧热,倒入虾仁滑油,倒出沥油;锅留底油烧热,下青椒片煸炒,加番茄丁、精盐、绍酒烧沸,湿淀粉勾芡,倒入虾仁颠翻均匀,即可起锅装盘。

功效解析 本品是高钙、高钾、低钠食品,具有柔肝凉血、滋肾壮阳功效,能降低血压,保持血压平稳,是妊高征孕妇的首选佳肴。

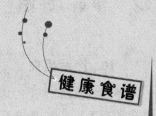
芹菜炒肉丝

原料 芹菜 250 克,牛肉丝 100 克,红椒丝、精盐、绍酒、白糖、湿淀粉、植物油各适量。

做法 (1)芹菜去根、叶,留茎,切成 3 厘米段;牛肉丝加精盐、绍酒、湿淀粉上浆,下油锅滑油,捞出沥油。

(2)锅上火,下油烧热,倒入芹菜段、红椒丝煸炒,烹入绍酒,加精盐、白糖、少量水烧沸,倒入牛肉丝、炒匀,湿淀粉勾芡,即可起锅装盘。

功效解析 芹菜富含纤维素可润肠通便;牛肉高蛋白质低脂肪,常食可以增强体质,降低血压,适合妊娠高血压综合征孕妇食用。

木耳烧腰穗

原料 猪腰 2 只,鲜金针菜 20 克,黑木耳(水发)50 克,红枣 3 粒,姜末、葱白、香菜末、酱油、白糖、绍酒、精盐、湿淀粉、麻油、花生油各适量。

做法 (1)猪腰剥去外膜,从中间劈开,去腰臊,剖成麦穗花刀;金针菜、黑木耳洗净,焯熟,铺碗底;红枣泡软,去核。

(2)锅上火放油烧热,投入姜末、葱白煸香,加酱油、白糖、绍酒、精盐、清水烧沸,倒入腰花、红枣烧沸,湿淀粉勾芡,撒上香菜末,倒入大碗中,浇上热麻油即成。

功效解析 本品有补肾壮腰、填精生髓、宁心安神的功效,对胎儿脑脊髓及骨骼的发育有良好作用,适于孕晚期妇女食用,特别适合有水肿、血压偏高、睡眠欠安的孕妇常食。

10. 产后出血

胎儿娩出后 24 小时内阴道流血量超过 500mL 者,称为产后出血。此为产科常见的严重并发症,为产科危症之一。主要原因为宫缩无力,胎盘胎膜残留、产道裂伤也是发生产后出血的原因。

产后出血包括胎儿娩出后至胎盘娩出前,胎盘娩出至产后 2 小时以及产后 2 小时至 24 小时 3 个时期,多发生在前两期。休克较重持续时间较长的产后出血者,即使获救,仍有可能发生严重的继发性垂体前叶功能减退后遗症。

(1) 对新妈妈的不利影响

产后出血对新妈妈危害严重,处理不及时,出血量多会发生休克、凝血功能障碍,会进一步加重产后出血的病情。严重的产后出血还会导致产妇死亡。产妇休克时间长,经抢救即使存活下来,也易发生垂体前叶功能减退后遗症,表现为产后无乳、闭经、性欲减退、毛发脱落。产后出血为产妇重要死亡原因之一,在我国目前居首位。

(2) 应对方法

❀ 子宫收缩不良宜多食百合、羊血、鸡蛋、鱼鳔、韭菜、荷叶蒂、醋、鲤鱼、海马、芥菜。

❀ 胎盘滞留或有淤血者宜多吃芸苔、羊血、赤砂糖、慈姑、兔肉等。

❀ 产道损伤或有血热表现者宜多吃泥鳅、黑大豆、干冬菜、杨梅、荠菜、黄花菜、甜菜、鲫鱼等。

❀ 各类型出血均宜多吃富含维生素 E 的食物,如小麦芽油、棉籽油、花生油、豆油等植物油,小米、玉米等全粒粮谷,菠菜、莴苣、甘蓝等绿色蔬菜,牛奶、鸡蛋、动物肝、心、肾、肉类、鱼类、胡萝卜、甘薯、土豆、奶油、青豆、西红柿、香蕉、苹果。忌辛辣刺激性食物、生冷、寒凉食物及忌烟、酒。

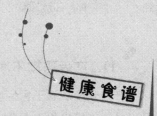

归桂红糖粥

原料　当归 20 克,肉桂 10 克,粳米 100 克,红糖 50 克。

做法　(1)将当归、肉桂清洗净,放入砂锅内,加清水适量,置于火上,煮 1 小时后,取汁去渣,待用。

(2)把粳米淘洗干净,直接放入锅中,加入药汁,再兑适量清水,煮至米烂汁粘时,放入红糖搅化,即可食用。

荠菜炒鲜藕片

原料　鲜荠菜 50 克,鲜莲藕 90 克,猪油 20 克,精盐各适量。

做法　(1)将荠菜去杂后,用清水洗净,待用。

(2)把鲜藕刮去皮,洗净,切成薄片,待用。

(3)将炒锅洗净,置于炉火上,起油锅,倒入荠菜,鲜藕片,翻炒至熟,点入精盐调味,即可服食。一般服食 5～7 天有效。

田七红枣炖鸡

原料　鲜鸡肉 200 克,田七 5 克,红枣 8 枚,生姜 3 片,精盐少许。

做法　(1)将红枣用清水浸软后,去核,洗净,待用。

(2)把田七切成薄片,用清水略冲洗,待用。

(3)将鸡肉去皮,洗净,滤干水分,待用。

(4)把所有原料放入一个洗净的炖锅内,加入清水适量,置于炉火上,以旺火隔水炖 2 小时,点入精盐调味,即可趁热饮用。

11. 产后恶露不净

产妇分娩后随子宫蜕膜特别是胎盘附着处蜕膜的脱落,含有血液、坏死蜕膜等组织经阴道排出称为恶露。一般情况下,产后三周以内恶露即可排净,如果超过三周仍然淋漓不绝,即为"恶露不净"。

产后 4 天,恶露色鲜红,含大量血液,量多,有时有小血块,为血性恶露;子宫出血量逐渐减少,浆液增加,转变为浆液恶露,色淡红含多量浆液,少量血液,有较多的坏死蜕膜组织,持续 10 天左右;浆液逐渐减少,白细胞增多,变为白色恶露,黏稠,色泽较白,含大量白细胞,坏死组织蜕膜,表皮细胞及细菌等。白色恶露持续 3 周干净。正常恶露有血腥味,但无臭味,持续 4 到 6 周,总量约 250～500mL,个体差异较大。当子宫复旧不良,或宫腔内有残留胎盘、蜕膜或感染时,恶露量就会增多,持续时间延长,并有臭味。

(1) 对新妈妈的不良影响

新妈妈产后恶露不净,有可能有病理因素存在,常见原因为宫腔感染、子宫复旧不良,最严重的并发症是绒毛膜癌。如果遇到产后恶露不净,应及时去医院。

(2) 应对方法

❀ 新妈妈恶露不净多与"虚损"或"血瘀"有关。虚损多由于体质虚弱,正气不足,产时失血伤气,导致冲任不固,不能摄血。此类新妈妈应食用鸡汤、桂圆、大枣等。而血瘀则是由于新产之后,胞脉正虚,寒邪乘虚而入与血相搏,形成瘀结所致。对此应选用益母草、山楂等进行活血化瘀、行气止痛治疗。当然,还有一部分产妇与血热有关,可食用鲜藕、梨、西瓜等水果。

❀ 饮食宜清淡而富于营养,忌食生冷、辛辣、不易消化的食物。

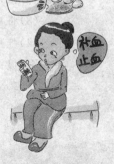

❀ 红小豆含有蛋白质及 B 族维生素等多种营养成分,钙、磷、铁的含量也较高,能健脾养胃,有清血排脓的作用,有助于排净恶露。

❀ 阿胶能补血、止血,对恶露不净具有辅助调养作用,对产后阴血不足、血虚生热引起的恶露不净具有一定的调养作用。

❀ 鲜藕汁能活血、止血,产后恶露不净的新妈妈适量饮用可以帮助改善症状。

❀ 小米和鸡蛋、红糖一起煮粥食用,可以益气血、活血脉、补脾胃,适合产后虚弱、口干口渴且恶露不净的新妈妈食用。

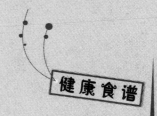

小米鸡蛋红糖粥

原料　新鲜小米 100 克,鸡蛋 3 个,红糖适量。

做法　(1)先将小米清洗干净,然后在锅里加足清水,烧开后加入小米。

(2)待煮沸后改成小火熬煮,直至煮成烂粥。

(3)再在烂粥里打散鸡蛋、搅匀,稍煮放入红糖后即可食用。

鸡子羹

原料　鸡蛋 3 个,阿胶 30 克,米酒 100 克,精盐 1 克。

做法　(1)将鸡蛋打入碗里,用筷子均匀地打散。

(2)把阿胶打碎放在锅里浸泡,加入米酒和少许清水用小火炖煮。

(3)待煮至胶化后往里倒入打散的鸡蛋液,加上一点点盐调味,稍煮片刻后即可盛出食用。

腊八粥

原料　大米、小米、糯米各 50 克,红小豆、莲子、桂圆、花生米、栗子、红枣各 100 克。

调料　白糖适量。

做法　(1)先将莲子去心,放入碗中加水浸没,再放入蒸笼,用旺火蒸约 1 小时,取出备用;桂圆去掉皮、核,只要肉;将栗子剥掉壳及衣。

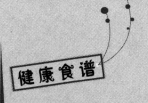

(2)锅内放入适量的水,然后把红小豆、花生米、红枣、桂圆肉、栗子洗净倒入锅内煮,待煮成半熟时,再将洗净的大米、小米、糯米洗干净倒入锅内一起煮,待锅开后,再用微火煮。

(3)将粥熬到七八成熟时,把蒸熟的莲子倒入粥内均匀搅拌,开锅后再煮10分钟,即可盛出,撒上白糖即可食用。

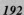

12. 产后乳汁不足

产妇在产后 2～10 天内没有乳汁分泌和分泌乳量过少,或者在产褥期、哺乳期内乳汁正行之际,乳汁分泌减少或全无,不够喂哺婴儿的,统称为缺乳,又称"乳汁不足"。产后乳母乳汁的多少,既受内分泌激素的调节,又受乳房组织本身发育状况的影响。另外,哺乳方法不当、精神紧张和休息不好,也可导致乳汁不足。

哺乳期内要有充足的睡眠和休息,多晒太阳、多呼吸新鲜空气,起居饮食要有规律,生活节奏不要过于紧张。保持精神愉快,要消除各种忧虑。

要养成定时哺乳的习惯,有规律地让婴儿吸吮乳头,能反射性地促进乳腺分泌乳汁,维持充足的乳量;每次哺乳一定要把乳房吸空,若乳汁过多或因其他原因不能吸完,可以用吸乳器把多余的奶吸出,每次把乳房内的乳汁吸空,对促进乳汁的分泌十分有利。

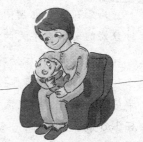

(1) 对新妈妈和新生儿的不利影响

母乳是保障婴儿健康成长,促进婴儿早期智力开发最为理想的营养佳品。母乳除含有新生儿所必需的所有营养素外,还含有预防疾病的各种免疫因子,能增强婴儿对疾病的抵抗力。它还具有催眠、杀灭肠道寄生虫、预防糖尿病和降低患冠心病风险的作用。同时,母亲在哺乳时对婴儿的爱抚,还可增进母子感情。

由于乳汁过少或无乳的最明显表现为新生儿生长停滞及体重减轻。因此,不仅给婴儿的生长、发育造成影响,而且也会给家庭带来各种经济困难和麻烦。乳汁不足还不利于母子感情的交流,不利于母亲的产后恢复。

(2) 应对方法

❀ 只有给予乳母营养上的保障、精神上的支持,才会增强其自信心。除此之外,要维持足够的奶量,乳母须适当增加富含蛋白质食物的摄入,如瘦肉类、蛋类等,尤其是要多喝易发奶的汤水,如鸡汤、猪蹄汤、鲫鱼汤等,多吃新鲜蔬菜和水果,不要急于减肥。

❀ 新妈妈要注意营养的摄取、均衡饮食、补充水分。喂奶时,每天大约要消耗 2100～4200 焦耳的热量;新妈妈所摄取的食物种类,会直接影响到乳汁的分泌与质量。因此,均衡摄取各种食物是很重要的,它们包括糖类、脂肪、蛋白质、维生素、矿物质等 5 大营养元素。另外,新妈妈要特别注意钙质与铁质的补充。

❀ 哺乳妈妈对水分的补充也应相当重视。由于妈妈常会感到口渴,可在喂奶时补充水分,或是多喝鲜鱼汤、鸡汤、鲜奶及开水等汤汁饮品。

✿ 乳汁不足还可食用一些药膳,药膳是药物与食物的结合,既营养又催乳,可谓一举两得。

✿ 忌食具有回乳作用的食品,如麦芽、花椒、马蹄等,常用的一些中成药中,如含柴胡、鸡内金、神曲、山栀等,也不要服用。

哺乳期食物禁忌

妈妈在喂母乳期间,为了自身及宝宝的健康,应避免摄取某些会影响乳汁分泌的食物或个人的一些特殊嗜好,以免破坏良好的哺喂效果。

(1)会抑制乳汁分泌的食物:如韭菜、麦芽水、人参等食物。

(2)刺激性的东西:产后饮食宜清淡,不要吃那些刺激性的物品,包括:辛辣的调味料、辣椒、酒、咖啡及香烟等。咖啡会使人体的中枢神经兴奋。1杯150毫升的咖啡,即含有100毫升的咖啡因,正常人1天最好都不要超过3杯。虽无证据表明它对婴儿有害,但对哺乳的妈妈来说,应有所节制地饮用或停饮。太过刺激的调味料如辣椒等物,哺乳妈妈应加以节制。

(3)油炸食物、脂肪高的食物:这类食物不易消化,且热量偏高,应酌量摄取。

(4)香烟和烟草:如果哺乳妈妈在喂奶期间仍吸烟的话,尼古丁会很快出现在乳汁当中被宝宝吸收。研究显示,尼古丁对宝宝的呼吸道有不良影响,因此,哺乳妈妈最好能戒烟,并避免吸入二手烟。

(5)药物:对哺乳妈妈来说,虽然大部分药物在一般剂量下,都不会让宝宝受到影响,但仍建议哺乳妈妈在自行服药前,要主动告诉医生自己正在哺乳的情况,以便医生开出适合服用的药物,并选择持续时间较短的药物,达到通过乳汁的药量最少。另外,妈妈如果在喂了宝宝母乳后服药,应在乳汁内药的浓度达到最低时再喂宝宝,这样宝宝才会更加安全。

(6)过敏的情况:有时新生儿会有一些过敏的情况发生,产后妈妈不妨多观察宝宝皮肤上是否出现红疹,并评估自己的饮食,以作为早期发现早期治疗的参考。因此,建议产后妈妈喂母乳,并避免吃到任何可能会造成宝宝过敏的食物。

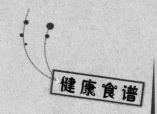

奶汁鲫鱼汤

原料 鲫鱼1～2尾、冬瓜、葱、姜、盐少许。

做法 (1)认真清洗鲫鱼,去鳃及内脏。将葱姜改刀、冬瓜切小片。

(2)鱼下冷水锅,大火烧开,加葱姜,后改小火慢炖。

(3)当汤汁颜色呈奶白色时下入冬瓜,调味稍煮即可。

当归生姜羊肉汤

原料 羊肉400克,当归20克。

辅配料 生姜片、盐、料酒、酱油各适量。

做法 (1)把当归洗净,切成片。

(2)羊肉剔去筋膜,剁成小块放入沸水中焯去血水。

(3)在砂锅中加入适量清水,放入当归片、羊肉块、生姜片、料酒,用大火煮沸,去浮沫,改用中火煲至羊肉熟烂,加盐调味。

丝瓜猪蹄汤

原料 嫩丝瓜100克,猪蹄1只,红枣10克,当归10克,生姜10克。

调料 花生油20克,盐8克,绍酒3克。

做法 (1)将红枣洗净;生姜、当归切片;嫩丝瓜去皮、籽,切条;猪蹄烧尽毛,刮干净后斩成块。

(2)锅内烧水,待水开后投入猪蹄,用中火煮15分钟,约八成熟时捞起。

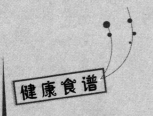

（3）烧锅下油，放入姜片炒香，加入猪蹄、红枣、当归，注入适量清汤，烧开，再下入丝瓜，调入盐，煮5分钟即可。

炖豆腐猪蹄香菇

原料 豆腐、丝瓜各200克，香菇50克，猪前蹄1个（约1000克左右）。

辅配料 盐10克，姜丝5克。

做法 （1）净猪蹄去净毛，清水洗净，用刀斩成小块，待用。

（2）把豆腐放入盐水中浸泡10～15分钟，用清水洗净，切成小块。

（3）将丝瓜削去外皮，清水冲洗净，切成薄片。

（4）把香菇先切去老蒂头，清水浸软后，洗净。

（5）将猪蹄置于洗净的锅中，加水约2500克，于炉火上煎煮，煮至肉烂时，放入香菇、豆腐及丝瓜，并加入盐、姜丝，再煮几分钟后即可离火。

乌鸡白凤尾菇汤

原料 乌鸡500克，白凤尾菇50克，料酒、大葱、食盐、生姜片各适量。

做法 （1）乌鸡宰杀后，去毛，去内脏及爪，洗净。

（2）砂锅添入清水，加生姜片煮沸。

（3）放入已剔好的乌鸡，加料酒、大葱，用文火炖煮至酥，放入白凤尾菇，加食盐调味后煮沸3分钟即可起锅。

196

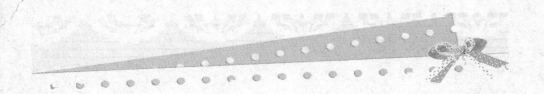

后 记

　　有人说，胚胎发育为成熟的胎儿的过程概括了整个人类进化发展过程，如果将生命看做一次旅行，那么，我们更愿意把孕育生命这段充满探索、盼望、喜悦，同时也不乏艰辛、迷茫的过程看做旅行中最传奇的部分。在本书结束之际，全体编者仍然把最衷心的祝福送给每一位即将为人父母的读者，愿普天下的妈妈都拥有最健康聪明的宝宝！

2012年8月

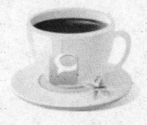